初版まえがき

　ヘンダーソンが看護界で広く注目を集めたのは，1961年4月にメルボルンで開催された第12回ICN大会で，「看護の基本となるもの」を発表してからです。

　当時，看護の存在理由が不明確であった中に，看護の独自機能としての基本的看護が打ち出され，看護の果たすべき役割が明確になったからです。

　わが国には，1961年（昭和36年10月10日）に湯槇ます氏（当時東京大学医学部助教授／日本看護協会会長）と小玉香津子氏（当時同学科基礎看護学講座員）によって邦訳され，出版されました。初版から改訂が1973年（昭和48年9月1日），新版が1995年（平成7年1月15日）[1]と30数年にわたって『看護の基本となるもの』が読み継がれるには，看護の基本となる「標準」がこの書物の中に見えるからではないでしょうか。また，ヘンダーソンは1960年代に人間をシステマティック（全体的）にとらえる明確な枠組みを提唱していた看護学者です。

　では"なぜ"新たに，V．ヘンダーソンなのでしょうか。本書を著すにあたっていくつかの経過がありました。本科の開設初期においては，マズローのニードの5階層をアセスメントツールに活用し看護過程を展開していましたが，看護過程を展開していく中で，情報収集から情報の解釈・分析，看護診断に至るアセスメントにおいてマズローの達成動機理論の思想に触れることなく，計画立案し実践していました。それも，情報収集のためのツールにすぎず，いくつかの理論を混ぜ合わせたような様式でした。ある日，同じニードで看護過程を展開するなら，私たちが慣れ親しんだV．ヘンダーソンの看護に対する考え方をモデルにしてはどうかと話があり，翌年，平成5年に早速「ヘンダーソンの14の基本的看護の構成要素」を情報収集の枠組みで，看護過程のモデル変更で実際に症例展開を繰り返しながら，併せて開発の準備に取りかかりました。

　まず，看護過程のシステムを開発するにあたり，基本的にヘンダーソンの看護の思想（看護の目的や役割）を移入したものでなければなりません。そして，いくつかの理論を混ぜ合わせたような様式の作成は避けなければなりません。また，ヘンダーソンの著書には看護過程を系統的に展開したものはありません。これまでに報告されたヘンダーソンの文献を精読し，いく度となく試験的に症例展開を繰り返し，様式の作成に模索している時，新たに高木氏による「V．ヘンダーソンの看護論とそのアセスメント・診断プロセス，臨床に生かす－看護診断」（月刊ナーシング，Vol.13，No.5，P.34〜47，1993.）が発表されました。早速，この論文と今までに発表されているいくつかの文献を照らし合わせ，看護過程の模式図となる様式を作成しました。臨床の場で看護過程を展開するうえで展開しづらい面があり，内容の追加，言葉の変更，追加などを繰り返し，本書ができ上がりました。

　ヘンダーソンは，その著書で看護過程について言及していませんが，14の看護の基本的構成

要素から推論することができます。それは，満たされない（未充足）欲求をアセスメントするための指針として基本的欲求をデータベースアセスメントとして使用することができるからです。また，模式図の中に看護診断を導入した理由は，14の基本的構成要素によって得られたデータの解釈・分析から対象となる特定の基本的欲求が満たされていないと看護師が重点アセスメントするなら，それは特定の看護診断と考えられるのではないかと思われるからです。

また，看護診断はヘンダーソンが看護の定義を発表したあとに発展した考え方であり，彼女の著書にはありません。しかし，ヘンダーソンの『看護の基本となるもの』『看護論』は，看護の考え方，援助の基本としていまだ活用され，学習に有効であると思います。その根底に，学習者の「こんな看護がしたい」といった考え方がわかりやすく説明してあるからだと思います。同様に，看護過程の展開もヘンダーソンの看護の考え方に沿って展開すれば，わかりやすいといった面で有効ではないかと考え，第1章にヘンダーソンの看護観を，併せて第2章に基本的看護の構成要素の中にみる看護過程のサイクル，そして第3章に看護過程を著しました。

第4章の看護過程のシステムを開発するにあたり，従来からの看護過程用語，看護診断用語をヘンダーソンが使用している用語に変えました。新たな様式で看護過程を展開する学習者にとってはわかりにくい用語もあり，説明を兼ねたガイドがあれば理解しやすいのではないかと思い，第5章の看護過程ガイドと，学生が臨地実習の場で看護過程を展開する上での参考として第6章に学生のための看護過程モデルを載せました。

では，これからヘンダーソンの看護の考え方と看護観を活用した看護過程を学習していく過程で，重要と思われる以下の2点について説明しましょう。

1．ヘンダーソンの看護の考え方を理解する

なぜ，ヘンダーソンの看護なのか。今日では古典的と言われているヘンダーソンの看護を学ぶ理由はいくつかあります。

1）看護を新しく学ぶ学生では看護活動に必要な人間観，看護観が出来上がっていないので，ヘンダーソンの看護の概念（ヘンダーソンの人間観，看護観は理解しやすい）を理解することによって，自己の看護観を構築していくのに有効である。
2）ヘンダーソンの『看護の基本となるもの』『看護論』は看護の古典であるが，看護の考え方，援助も基本としていまでも活用されている。
3）看護の考え方を根本的に理解するには，当たり前になって，慣れ親しんでいるヘンダーソンの看護を実践する方が初心者にとって親しみやすい。

　　"古きを訪ねて新しきを知る"といった諺があります。ヘンダーソンは古いと言われます。事実『看護の基本となるもの』と『看護論』は看護の古典と言われるものです。今日では数多くの看護理論が邦訳されています。新しい理論の学習や理解も必要かと思いますが，ただ形式だけに追われ，不十分な理解で終わるような学習ではなく，学生の間は1つの看護理論家の理論を十分に理解することが必要と思います。それも，その理論を活用して基本的な問題解決思考ができるようになることが大切だと思います。

2．ヘンダーソンの看護観に基づいた看護過程は展開できるのか

　ヘンダーソンは直接的には看護過程について言及してはいません。まして，看護診断などはありません。ヘンダーソンは「看護ケアーは常に医師の治療計画に包み込んで，あるいは治療計画に合わせてなされる（『看護論』P.27）」と看護師の行動は医師の指示に従ってと信じていたようです。しかし，14の基本的構成要素をツールとして活用することによってアセスメントし，看護過程として実践できるようです。

　ヘンダーソンは看護過程について，疑問を投げかけました。その中で看護過程のステップについての矛盾も指摘しています。ヘンダーソンの看護に対する考え方に基づいて実践するためには，オーランドやウィーデンバックらの提唱する「看護師と患者の関係（同P.36）」が必要になります。つまり，「ある意味において看護師は，自分の患者が何を欲しているかのみならず，生命を保持し，健康を取り戻すために何を必要としているかを知るために，彼の"皮膚の内側に"入り込まねばならない（同P.13）」と言及しているような患者のニードの理解です。

1998年5月
焼山和憲

第3版まえがき

　『ヘンダーソンの看護観に基づく看護過程』は，多数の方々からご支援を頂き第3版の発刊を迎えることができました。この間，日総研セミナーによる各地での講演，および各施設からヘンダーソンの看護モデルを導入したいのでといった講演依頼が数多くあり，県外各地へ出向きました。わが国には，多くの看護理論が導入されているにもかかわらず，ヘンダーソンの看護に対する根強い人気には圧倒されました。こうした機会のなか，日本各地でヘンダーソンの看護モデルによる看護過程を実践している看護師の方々および看護教育に携わる先生方から，新人，学生にアセスメントを指導するテキストとして有効に活用しているという言葉を頂きました。なかには，テキストで紹介しているモデルを修正した様式で看護過程を展開している学校や，最後の資料をアセスメントツールとして活用している臨床の看護師の方々がかなりおられました。初版まえがきでも触れているように，ヘンダーソンの看護は古いと言われています。しかし，本テキストを使用している先生方の話をうかがうと，「学生時代には一度は学ぶものであり，私たちの看護の源はヘンダーソンの看護の基本的欲求から形成されているので，いくら新しい看護のモデルが現れたとしても，ヘンダーソンの看護に対する考え方を避けて通ることはできないでしょうね」と言われます。こうした方々の支持・支援があって第3版の発刊にこぎつけることができたと思います。

表　看護過程の学習到達目標

様式	到達目標
様式1号 （基本的欲求に影響を及ぼす常在条件）	1　診療録，看護歴，患者・家族，医療従事者から情報を得ることができる
様式2号 （基本的欲求に基づいた生活状態）	1　診療録，看護歴，患者・家族から基本的欲求に基づいた生活状態の情報を得ることができる 2　入院前の生活を踏まえて基本的欲求に基づいた生活状態の情報を得ることができる 　1）呼吸　2）飲食　3）排泄　4）姿勢・活動　5）睡眠・休息　6）衣類 　7）体温・循環　8）清潔　9）安全　10）コミュニケーション　11）宗教 　12）職業　13）レクリエーション　14）学習　15）自我　16）精神的・身体的安楽 　17）性
様式3号（関連図） （健康状態のアセスメントデータ：基本的欲求を変容する病理的状態）	1　患者の性差の違いを関連図に生かすことができる 2　発達段階の特徴を関連図に生かすことができる 3　患者の生活様式のありようを関連図に生かすことができる 4　健康障害の特徴，解剖生理，病理，症状を関連図に生かすことができる 5　治療の内容を関連図に生かすことができる 6　検査データと健康障害との結びつけができる 7　生活障害の意味を説明できる 8　健康障害の病理的状態と生活障害の関連を説明できる 9　顕在している問題を導き出すことができる 10　潜在している問題を導き出すことができる 11　可能性のある問題を導き出すことができる
様式4号 （情報の整理と基本的欲求の変容未充足の発生要因）	1　基本的欲求の未充足状態の意味を説明できる 2　患者に現れている基本的欲求の未充足状態を導き出すことができる 3　常在条件の意味と生活障害との関連を説明できる 4　病理的状態の意味と生活障害との関連を説明できる
様式5号 （基本的欲求の未充足の解釈・分析と統合）	1　常在条件と病理的状態が引き起こす基本的欲求の未充足を解釈・分析することができる 2　基本的欲求の未充足と力の欠けている部分との関係を見出すことができる 3　基本的欲求の未充足と意志力の欠けている部分との関係を見出すことができる 4　基本的欲求の未充足と知識の欠けている部分との関係を見出すことができる 5　顕在している問題を導き出すことができる 6　潜在している問題を導き出すことができる 7　可能性の問題を導き出すことができる 8　入院している患者には共同の問題があることを説明できる 9　健康障害から共同の問題を見出すことができる 10　臨床判断を明らかにすることができる 11　統合の説明と仕方ができる 12　臨床判断と統合の関係を説明できる
様式6号 （看護診断と計画立案）	1　共同の目標を設定することができる 2　看護診断の優先順位を決めることができる 3　看護診断の原因を導き出すことができる 4　看護診断を特定する臨床症状を導き出すことができる 5　患者に合った基本的欲求の充足範囲と到達期間を設定することができる 6　患者に合った基本的欲求の充足状態と到達期間を設定することができる 7　患者に合った具体的な援助計画を立案することの意味を説明できる 　1）観察プランが立案できる 　2）ケアプランが立案できる 　3）治療プランが立案できる 　4）教育プランが立案できる
様式7号 （実施，評価・考察の要約）	1　実践とは何をまとめるのかを説明できる 2　自分の行った実践をまとめることができる 3　評価の意味を説明できる 4　実践に基づいた評価ができる 5　考察の意味を説明できる 6　評価に基づいた考察をまとめることができる

第2版の発刊後，本書を利用している学生さんたちからE-mail（大学のホームページからアクセスしたそうです）による質問がいくつかありました。まとめてみますと，第2版の5章「看護過程ガイド」に基づいて看護過程を展開する場合，アセスメントから計画立案までのプロセスがどのような思考過程で展開されるのか，特に，情報収集する場合に重複する情報の考え方，基本的欲求の未充足状態（生活障害）と常在条件および病理的状態との関連，関連図の考え方（作成方法？），関連図は分析の前に作成されるのか，分析のあとで作成されるのかなど具体的に教えてほしいといった依頼がありました。いわゆる，テキストの中では見出せない部分の質問ではないかと思われます。そこで，第3版の構成は，学生さんからのこうした積極的な質問に応えるために，私の授業資料を付け加え，計画立案までの思考過程について具体的な解説を加えました。また，第6章の「学生のための看護過程モデル」からフォーカスチャーティングによる実施・評価を削除し，看護計画立案モデルとして章立て事例を付け加えました。また，最後の資料「ケアを必要とする基本的欲求の未充足状態」から「基本的欲求の未充足状態（看護診断類型）」の部分を削除し，アセスメントデータに変更しました。第6章の実施・評価および資料「基本的欲求の未充足状態」を削除した理由は，各々の臨床の場・学校で記録システムが異なり，参考にしている看護師や学生に戸惑いが生じるのではないかといった助言があったからです。資料については，学校の先生からの助言もあり，学生は「基本的欲求の未充足状態（看護診断類型）」の活用はあまりなく，主観的・客観的データの部分のみを縮小コピーして実習場へ持ち込み，情報収集に必要な項目として使用しているということでした。また，看護診断は導入している学校とそうでない学校があり，導入している学校では「看護診断」は別の書物を利用させているとのことでした。このような理由から第3版は，利用者のニードに応えるように若干第2版と異なった内容になっていますが，第2版の内容をより充実させたものになっています。さらに，参考資料として看護学生および利用者の方々が，「ヘンダーソンの看護観に基づく看護過程」を学習するうえでの「学習到達目標」（表）を紹介しています。

　本書に追加した事例を快く提供していただいた，患者さんにこの場を借りて感謝いたします。

2002年9月
焼山和憲

第4版まえがき

　『ヘンダーソンの看護観に基づく看護過程』第4版の発刊を機会に，初版から第4版に至るまでのエピソードを紹介し，多くの方々への感謝とお礼にしたいと思います。

　私が，バージニア・ヘンダーソンの名前を知ったのは，看護学校でサブテキストとして使用した湯槇ます氏，小玉香津子氏訳の『看護の基本となるもの』でした。その時から数えて，かれこれ33年余りになります。時の流れと共に，私も臨床看護師から看護専門学校の教員になり，教員10年の節目を機会に大学教員として赴きました。この『ヘンダーソンの看護観に基づく看護過程』は，看護専門学校に勤務していた1998年に第1版を発刊したものです。

　ヘンダーソンの看護に興味を抱いたのは看護学校1年生の時です。時代は薄井坦子氏の「科学的看護論」が隆盛で，当然，私の通っていた看護学校の看護過程も「薄井論」でした。それでも，基礎看護教育の中ではヘンダーソンの『看護の基本となるもの』を使用し，ニード論として話されていました。ヘンダーソンの看護に対する私の興味の始まりは，『看護の基本となるもの』の中に書かれている"病理的状態"の意味でした。この言葉は，単なる病理ではなく，特別な意味の病理ではなかろうかと推測したわけです。意味を探すにも何分文献の少ない学校でもあり，看護学校専属の書店に原書（『看護の原理と実際』第6版）を注文し取り寄せ，その個所を探し出しましたが，Pathological state（病理学上の状態）としかありませんでした。ほかのページにもそれについての詳しい説明は見いだせなかったことを覚えています。その後，臨床指導者講習会や看護学校教員養成課程などで学ぶ機会に，細々とヘンダーソンの文献を集めたりして現在に至っているわけです。

　前任校の看護過程のモデルが「マズローの達成理論」から「ヘンダーソンの看護」に替わるのを機会に，看護過程の講義を担当することになりました。それはつまり，手探りの状態からヘンダーソンの看護モデルを構築しなければならないということでした。思い起こせば，1990年頃にヘンダーソンの看護で看護過程を構築できないものかと模索していましたので，ちょうど良い機会になったわけです。とはいうものの，ヘンダーソンは著書の中で"私の看護は，看護理論ではなく看護に対する考え方です"と述べているように，看護理論としての思想を明らかにしている看護過程は皆無の状態でした。ですから，看護過程モデルの構築は難航を極めました。周知のように，看護過程は理論であり概念枠組みが不可欠であるということが，難航に追い打ちをかけました。しかし，学期は進行し，実習も目前に控えているため，概要たるものを作成し講義に臨んでいました。

　そして，1989年に受講した教員養成課程の時に調べた資料やそれまでに収集した文献などを探り，ヘンダーソンの看護過程を「看護理論」でなく「看護観」として表現し「ヘンダーソンの看護論に基づく看護過程」と銘する概要（資料）を構築しました。いわば，この1枚のプ

資料　ヘンダーソンの看護論による看護過程

1. 基礎概念
看護観　　看護実践は対象にとって，どのような働きかけとしてとらえるか
人間観　　人間を，看護はどのような存在としてみているか

看護婦による，日々の看護実践は以上の看護観，人間観によって左右される。

　ヘンダーソンは，健康な対象に対する人間観を「人間は呼吸，食事，排泄などの14の基本的欲求を自分自身の持つ知識，意志，強さにより自立して充足できる全体的な存在である」とし，病人に対する人間観は「病理的状態で基本的欲求を変えているもの」，「常時存在する条件で，基本的欲求に影響するもの」によって，患者自身の持っている知識，意志，強さの不足をもたらし，この状態が14の基本的欲求のいずれかに変容をきたしている存在である。

2. ヘンダーソンの看護観
　「病理的状態で基本的欲求を変えているもの」および「常時存在する条件で，基本的欲求に影響するもの」が，患者自身の持っている知識，意志，強さが14の基本的欲求の充足にどのように影響しているかを考えながら，基本的欲求の充足状態を臨床判断（アセスメント）し，未充足のニードを満たすよう援助することである。
　最終的には，患者自身の持っている知識，意志，強さを獲得し，14の基本的欲求の充足ができるよう援助する（計画・実施）。

3. ヘンダーソンの看護論による情報の種類
1）病理的状態で，基本的欲求を変えるもの
　・健康歴　　・健康障害の特徴　　・検査データの所見　など
2）常時存在する条件で，基本的欲求に影響するもの
　・年齢，性別　・性格，気質，情動状態　・社会，文化的背景　・生理的，知的程度　など
3）基本的欲求
　・呼吸　・飲食　・排泄　・運動，姿勢，体位変換　・睡眠，休息　・衣服，更衣行為
　・体温調節　・清潔，身だしなみ　・安全，危険防止，安全の予測　・コミュニケーション
　・信仰　・仕事，職業　・遊び，趣味，レクリエーション　・学習

4. 看護論に基づいたアセスメント

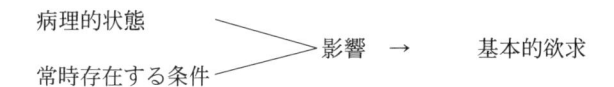

```
病理的状態
　　　　　　　　影響　→　　基本的欲求
常時存在する条件
```

　「病理的状態」や「常時存在する条件」が基本的欲求の充足にどのように影響し，患者の健康問題を引き起こしているか分析する。

①「病理的状態で，基本的欲求を変えるもの」
　　　　　　　　　　　　　　　　　　　　　　　　問題の原因
②「常時存在する条件で，基本的欲求に影響するもの」

③「基本的欲求の未充足」　　　　　　　　　　　　　健康問題（看護診断）

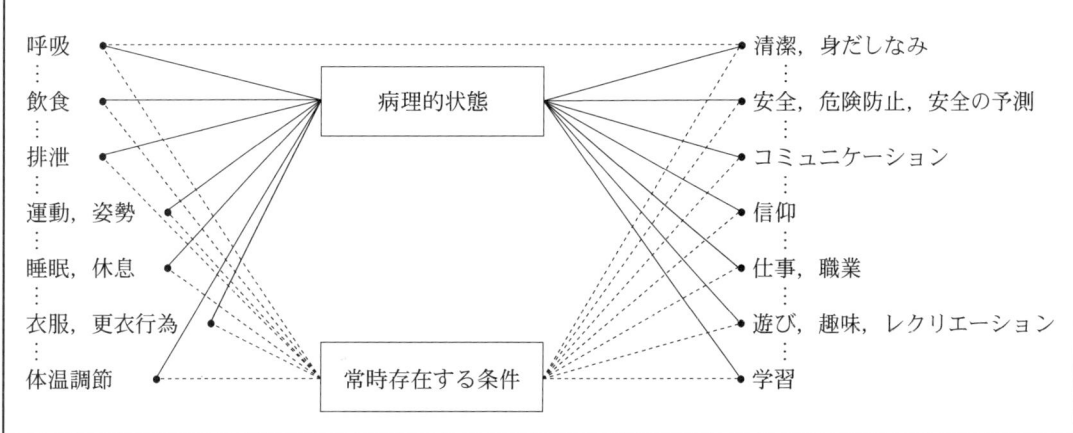

焼山和憲

リントが『ヘンダーソンの看護観に基づく看護過程』の基になったわけです。

　教員会議で，実習における看護過程のモデルを，このプリントを使ってヘンダーソンの看護で構築するという大胆な考えを打ち出しました。また，教員の夏季合宿などの機会に，賛否両論が渦巻く中で議論を繰り返し，看護過程モデルの枠組みづくりに取り掛かりました。1年掛かりの議論を経て，看護過程の様式の原案ができ上がりました。その後，教材資料や原稿作成・修正・変更・追加を繰り返し，第1版の基となるものができ上がりました。

　1996年に，当時，西南女学院大学保健福祉学部看護学科学科長であった柴田恭介教授（現・順心会看護医療大学学長）にお会いする機会がありました。その折に，プリントで作成していた原稿をお見せしたところ，先生から日総研出版へ紹介があり，第1版を発刊する運びとなったわけです。その後，増補による改訂第2版，読者からのリクエストに応えた改訂第3版，そして今回は改訂第4版の発刊です。

　改訂第3版を使用して講義する中で，学生から102ページにある生活状態の側面図の意味がよく分からないと言った質問が多々ありました。これは，ほかの施設でもこのようなことがあるのではないかと思いました。改訂第4版では，可能な限りこれをわかりやすくするための教材として，私が講義で使用している内容を増補しました。また，本書を利用している臨床の看護師の方々からのリクエストもあり，ヘンダーソンの看護モデルによるアセスメントツールを資料として載せています。さらに，本文で使用している語句について，「ニード」を「基本的欲求」に統一しました。その理由は，「ニード」では本来の「基本的欲求」の意味が抽象化され，ヘンダーソンの述べる「基本的欲求」に対して言及されなくなるからです。

　最後になりましたが，初版から通算すると，かなりの方々が本書を利用されていることを思い，感謝の至りです。ヘンダーソンの看護は古典的です。しかし，研究の過程でいまだ見出せない神秘やロマンがあります。いずれ機会があれば，この神秘とロマンを求めた過程を紹介したいと思います。

2007年8月

焼山和憲

●●● 目　次 ●●●●●●●●●●●●●●●●●●●●●

第1章：ヘンダーソンの看護に対する考え方

　1．ヘンダーソンのプロフィール……………………………………………………15

　2．ヘンダーソンの看護観……………………………………………………………16

　3．看護実践の基本となる看護の4つの基本概念…………………………………18

　4．ヘンダーソンの考える看護とは…………………………………………………20

　5．看護の基本的構成要素……………………………………………………………23

　6．14の基本的欲求と主要概念………………………………………………………24

第2章：基本的看護の構成要素の中にみる看護過程のサイクル

　　1．基本的看護の構成要素の中にみる看護過程…………………………………35

第3章：看護過程

　1．看護過程とは………………………………………………………………………45

　2．第1段階　アセスメント…………………………………………………………47

　3．第2段階　看護診断………………………………………………………………51

　4．第3段階　計画立案………………………………………………………………55

　5．第4段階　看護実践………………………………………………………………57

　6．第5段階　評価……………………………………………………………………58

第4章：ヘンダーソンの看護観に基づいた看護過程

1．ヘンダーソンの看護に対する基礎概念……………………………………………………61

2．ヘンダーソンの看護観………………………………………………………………………63

3．ヘンダーソンの看護観に基づいた看護過程………………………………………………63

4．ヘンダーソンの看護観による看護過程のシステム………………………………………69

第5章：看護過程ガイド

Ⅰ．アセスメント

1．看護過程　様式1号　アセスメント………………………………………………………70

2．看護過程　様式2号　アセスメント………………………………………………………75

3．看護過程　様式3号　アセスメント………………………………………………………88

4．看護過程　様式4号　アセスメント………………………………………………………89

5．看護過程　様式5号　基本的欲求の未充足の解釈・分析………………………………90

Ⅱ．計画立案

6．看護過程　様式6号　診断と計画立案……………………………………………………94

Ⅲ．実施，Ⅳ．評価

7．看護過程　様式7号　実施・評価・考察…………………………………………………99

第6章：看護過程の展開方法

1．看護過程の展開方法………………………………………………………… 101

2．アセスメント………………………………………………………………… 101

3．基本的欲求の充足状態・範囲（患者の短期・長期目標）と看護の関係… 117

4．計画立案……………………………………………………………………… 121

5．共同の問題…………………………………………………………………… 123

6．共同の目標（看護目標）…………………………………………………… 123

第7章：学生のための看護計画立案モデル

事例1…………………………………………………………………………… 125

事例2…………………………………………………………………………… 143

巻末資料

■基本的欲求に基づいた生活状態の関連情報の確認シート……………… 163

■基本的欲求の充足力と限界のアセスメントチャート…………………… 164

■アセスメントデータ………………………………………………………… 165

■ヘンダーソンの看護モデルに基づくアセスメントツール……………… 168

◆——第 1 章

ヘンダーソンの看護に対する考え方

1. ヘンダーソンのプロフィール[2) 3) 4)]

ヘンダーソンのプロフィールを概括すれば以下のようです。

1897年　11月30日，ミズリー州カンザスシティに8人兄弟の5番目の子どもとして生まれる。子どもの頃はほとんどバージニア州で暮らす。
1918年　開校したばかりのワシントンの陸軍看護学校に入学する。
　　　　（看護への興味は，第1次世界大戦中に彼女が病人や傷病兵を助けたいという願望からである）
1921年　同校卒業する。同年，ニューヨーク・ワシントン訪問看護婦協会の訪問看護婦で活躍する。
1922年　バージニア州のノーフォーク・プロテスタント病院の学校で教鞭をとる。
1929年　コロンビア大学ティーチャーズカレッジに入学する。
1934年　コロンビア大学ティーチャーズカレッジで看護教育の修士号を修得する。
1934〜1948年
　　　　コロンビア大学ティーチャーズカレッジ看護教育担当准教授となる。
1950年　『看護の原理と実際』第5版の執筆活動に入る。
1953〜1958年
　　　　エール大学看護学部研究担当准教授
1960年　ICNの依頼を受けて看護の原理と実際の要点を『看護の基本となるもの』にまとめる。

1959～1971年
　　エール大学看護学部の看護研究インデックス作成主任となり，看護関係文献集を作成する。
1971年～
　　エール大学看護学部名誉研究員。
　　コネチカット州ニューヘヴンに在住。
1996年　3月18日，コネチカット州のホスピスで死去（享年98歳）。

2．ヘンダーソンの看護観

1）ヘンダーソンが独自の看護観をつくり上げる基盤となった背景[2)5)7)]

　ヘンダーソンが独自の看護観を構築する背景については，彼女の著書[5)6)7)]を通して推測することができます。それは，学生時代におけるコロンビア大学教育学部のソーンダイク博士の心理学の研究[8)]"人間の基本的欲求"の業績による影響や，また臨床実習の経験で機械的な看護に疑問を持ち，また理学療法士の業務を通して患者が独自の力で自立していく姿を見たからでした。

　また，ヘンダーソンの看護観をつくり上げている基盤となる理論的背景は，彼女の著書[9)]を精読してみると成長発達理論，適応理論，役割理論，システム理論，ニード理論そのほかの研究論文などで構成され，その時代の背景を浮き彫りにしていることが推測されます。このように，すべて彼女の経験から導き出された学識から形成されていったと言えます。

　では，看護観をつくり上げている基盤となったものを彼女の著書を通して考えてみましょう。

　第1の基盤は，基本的欲求に関する認識でした。そのことについては，コロンビア大学の教育学部の大学院生の時，医学生の生理学実習でクロード・ベルナードの生理学に触れて，感情の平衡が生理学的平衡と不可分な関係にあることを知り，心と体が一体になってとらえることができるようになったと著しています。それは「私は看護の定義は生理学的平衡理論をふまえたものでなければならないと信じるに至った……（『看護論』P.16）」と述べていることから理解されます。この体験によって精神身体医学を受け入れ，その内容を看護に関連させるという方向性が明確になりました。

　また，人間の基本的欲求に対する考え方は，ソーンダイク博士の研究業績により「健康を害した人間はしばしば逃避的行動にでるが，逃避こそが満たされ得る唯一の基本的欲求である（『看護論』P.17）」と著しているように，患者の基本的欲求にかかわる部分においては影響されていることがわかります。

　第2の基盤は，入院という現象の観察を通して，患者固有の生活に焦点を合わせた援助の必要性でした。これは，ヘンダーソンが在学していた陸軍看護学校の校長であるグッド

リッチ女史の影響がありました。それは，看護の基礎的訓練を受けた際，総合病院での職業的・機械的看護のあり方を否定するような考え方を持つように指導されたことで「大部分の病院では患者は自分の欲求通りに食べることはできない。行動の自由も阻まれているし，プライバシーは侵害されている。……時によっては自分よりも知性や礼節の劣る人々に頼らざるを得ないはめに置かれるのである（『看護論』P.17）」。続けて，「このような入院という現象をとらえるようになってから，私は日常の看護の仕方，すなわち束縛というものに疑問を抱くに至ったのである。つまり保護されたい，食べたい，コミュニケーションがほしい，あるいは愛する者たちと共にいたい，また賛同を得たり，支配したり，支配されたり，学んだり，働いたり，遊んだり，礼拝したり……の機会がほしい，といった個人の基本的欲求の相反するやりかたに疑問をもったのである（『看護論』P.18）」。

つまり，「すなわち医師の治療方針に反さない範囲内で患者に"生活の流れ"をそのまま続けさせるということである（『看護論』P.18）」といった，患者が満たされた毎日の生活であるためには，その人固有のもので，固有の生活「その人が健康であった日々とできるだけ違わないように保つことこそ，看護の目的と考えている（『看護論』P.18）」に焦点を合わせたものでなければならないということを認識しました。このことから，ヘンダーソンはすでに，この時期において人間を全人的に見つめとらえる必要性を唱えていたようです。

第3の基盤は，患者の独立性でした。この発見は，ニューヨーク市にある身体障害者施設およびベルビュー病院の見学を通し，リハビリテーションの専門家の仕事ぶりと著書の中で「理学療法士たちの仕事を見た。彼らの仕事の中に，私はかねてからの積み重ねてきたさまざまな私の考えが生かされているのを見いだしたのである（『看護論』P.18）」と著しています。

この経験が，ヘンダーソンの看護概念を具現化するための基盤になりました。そのことを「リハビリテーション専門家の多大の努力の結果，患者の独立性が打ち立てられるのを私は知った。病院職員が知らず知らずのうちに患者からうばい取り，もしくは少なくとも患者にそれを保持させようとはげましもしなかった独立性が患者にもどされるのを見たのである（『看護論』P.18）」と患者の独立という目標に向かっていくのを見て，援助活動は患者の独立性の獲得にあると著しています。

ヘンダーソンは，これらの体験を通して「看護師はいかなるときも，患者が身体機能の独立性を保持および再獲得するのを助けることの重要性を見失ってはならない（『看護の基本となるもの』P.66）」また「看護師が銘記すべき変わらぬ目的は，可能であれば患者の自立性を取り戻す……（『看護の基本となるもの』P.74）」と，私たちに看護のあり方を示唆しています。

また，ヘンダーソンは自分の看護の定義を決定づけたのは，1960年代にエール大学で精神看護の研究を行っていたアイダー・オーランド[10]との出会いにあったことであると述べ

て[11]います。それは、ヘンダーソンの考えでは精神保健は肉体的健康に依存する部分が大きく、人の身体的ニーズを尊重しない人は、人の精神の問題について援助できないと考えていたからです。またオーランドの精神的・情緒的ケアを身体的ケアと同等に認識する研究に感銘を抱いていました。このような出会いから、ヘンダーソンはオーランドの概念は自分の看護観に近いと述べていることから看護の定義を確信したことがわかります。

以上のように、文献を通して基盤の背景をなしているものを推測することができます。

3．看護実践の基本となる看護の4つの基本概念

1）看護の基本概念

看護を支える「人間」「環境」「健康」「看護」の4つの概念が『看護の基本となるもの』（＊）、『看護論』の中でどのように構築しているか概観してみましょう。

ここで、皆様にお断りしておかなくてはいけないことがあります。『ヘンダーソンの看護観に基づく看護過程』を著すにあたって、ヘンダーソンの看護に対する考え方から看護過程に至るシステムを構築する過程は、1つの冒険であったということです。それは、ヘンダーソンは「私の看護は理念とか定義だと思っていない。こんなふうに看護するのです、とみんなに話したのです」[12]と言っているように、理論として枠に当てはめるには一考を要したと言うことです。しかし、彼女の著した『看護の基本となるもの』を精読すると、「人間」「環境」「健康」「看護」の4つの概念が含まれていることがわかります。しかし、これは後世の私たちが彼女の著書を読み、学習し、その中で理解することであり、ヘンダーソンが看護に対する考え方を発表した時には、理論として著していないということです。ここで看護の基本的概念を取り上げた理由は、ヘンダーソンの看護観を理解するにあたって、看護の基本概念と照らし合わせて考えれば理解しやすいのではないかと思ったからです。

つまり看護の基本概念として考えれば、ヘンダーソンの著書の中で看護に対する考え方を、どのように触れているか学びとることができると考えたからです。

では、概念とは「人間の思考活動の基本的な活動で……これを使用することによって、事物の本質的な特徴をとらえることができる。形式論理学からの分類では、大きさに関して上位概念と下位概念に分類される（『哲学事典』平凡社）」と説明されているように、看護の本質をとらえるために必要なものと解されます。

この概念から「人間」「環境」「健康」「看護」を考えてみましょう。この概念は、看護のとらえ方を説明するわけですが、その中に「看護」があることに対して疑問はあります。このことはさておき、看護の本質をどうとらえるか、各概念の関連を考えてみることにします。

2) 4つの各概念の関連

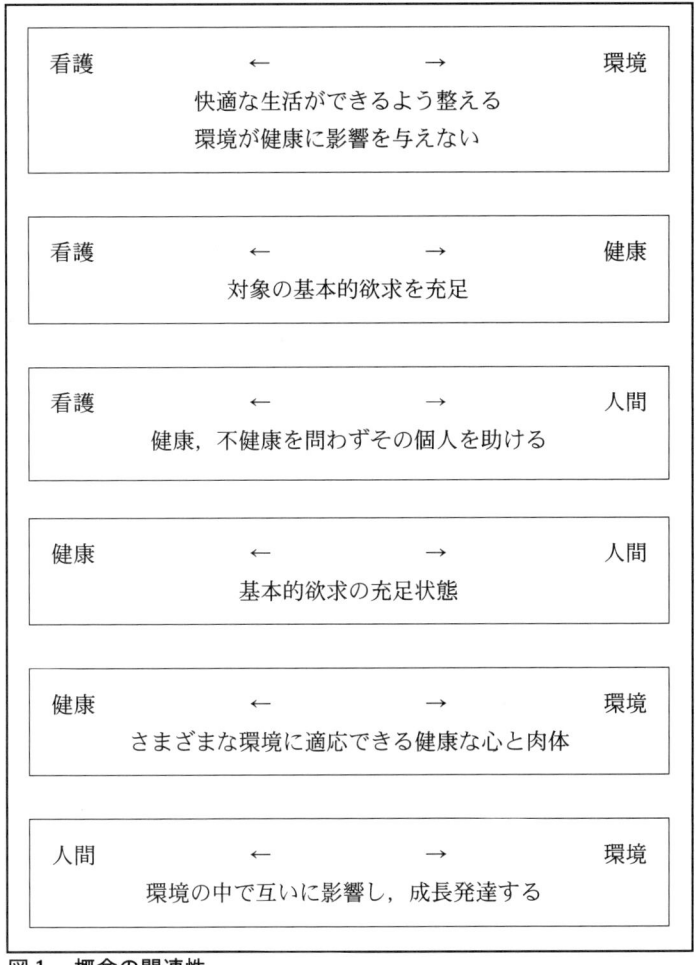

```
看護    ←        →    環境
       快適な生活ができるよう整える
       環境が健康に影響を与えない

看護    ←        →    健康
       対象の基本的欲求を充足

看護    ←        →    人間
       健康, 不健康を問わずその個人を助ける

健康    ←        →    人間
       基本的欲求の充足状態

健康    ←        →    環境
       さまざまな環境に適応できる健康な心と肉体

人間    ←        →    環境
       環境の中で互いに影響し, 成長発達する
```

図1　概念の関連性

3) 概念定義

　ヘンダーソンの著書の中で「人間」「環境」「健康」「看護」をどのようにとらえているか見てみましょう。

(1) 人間
- "完全な", "無傷の", あるいは "自立した" 存在である。(＊P.12)
- 共通の欲求を持ち (＊P.18), 基本的欲求に根ざしている存在である。(＊P.17)
- 非常に親密な二人の間においても互いに完全に理解するのは不可能である。(＊P.1)
- 人間は二人として同じ者はいず, 各人はそれぞれの独立の様式をつくる。(＊P.20)

（2）環境
- 文化が異なれば人間の欲求も異なった形で現れ，また各人はそれぞれなりに欲求を表現する。（＊P.17）
- 特定の個人が必要とする看護は，その人の年齢，文化的背景，情緒のバランス，または身体的，知的な能力によって，とりわけ大きく左右される。（＊P.21）
- 愛情深い家族の中での関心の的となっている若い母親が必要とするケアは，夫や家族に見捨てられた若い女性，特に彼女の医療従事者が属する文化とは異質の文化を持つ女性が必要とするケアとは異なる。（＊P.21～22）
- 社会的，ないし文化的状態は基本的欲求に影響を及ぼす。（＊P.23）

（3）健康
- 情動は身体に影響を及ぼし，また身体的な変化は心の状態に影響する。（＊P.5）
- 一般に，知能程度と教育程度はその人の健康状態に比例している。（＊P.12）
- それぞれの人間が"よい健康状態"を自分のものにするのが困難なことだというなら，看護師がそれを手助けするのはさらに難しい。（＊P.12～13）

（4）看護
- 看護師の役割は，10年経てば変わるばかりでなく，彼女が身を置く状況に応じて変わる。（＊P.9）
- 環境の常在性病原微生物などから自分を守ることができるように患者を助けること。（＊P.57）
- 病人であれ健康人であれ各人が，健康あるいは健康の回復（あるいは平和な死）に資するような行動をするのを援助することである。（＊P.11）
- "生活の流れ"を持ち続けるのを助ける。（＊P.14）
- 看護を受けるその人にとっての意味における健康，その人にとっての意味における病気からの回復，その人にとっての意味におけるよき死，に資するようにその人が行動するのを助ける。（＊P.18）
- 患者を補強し，補足する役割を持つ者であり（＊P.36），基本的欲求の充足を患者が自分一人で行えるような状態にもたらすことである。（＊P.24）

4．ヘンダーソンの考える看護とは

　ヘンダーソンは，看護師の活動の第一義的なものは看護独自の活動であると提唱しました。その定義はハーマとの共著（邦訳『看護の原理と実際』）で「看護師の独自機能は，健康，不健康を問わず各個人を手助けすることにある。どんな点で援助するかというと，健康生活，健康への回復（あるいはまた，平和な死への道），これらはもしその本人が必要だけの強さと意志と知識とを兼ね備えていれば人の手をかりなくともできることかも

しれない。とにかくそうしたことに寄与する活動が看護師の仕事である。そして患者，あるいは健康な人の場合でも，その本人を助けて，できるだけ早く自分の始末をできるようにするといった方法でこの活動を行うことである（『看護論』P.23）」。

すなわち，「患者が健康な時にはごく当たり前にできる行為をするにあたって知識，体力，あるいは意志の力が不足している場合，あるいは医師に指示された治療を実施していくにあたって，体力，意志力，知識が不足している場合，患者の身代わりとなって尽くすことがその独自の活動である（『看護論』P.102）」と看護の独自機能を求めました。

1）看護の独自機能とは

「患者に"力をかすこと"が看護師の第一義的な看護の活動であり（『看護論』P.102），体力や意志力あるいは知識が不足しているために，"完全な"，"無傷の"，あるいは"自立した"人間として欠けるところのある患者に対して，その足りない部分の担い手になる（『看護の基本となるもの』P.12）」という考えです。

2）ヘンダーソンの看護の主要概念

この定義からヘンダーソンの看護の主要概念は，健康，不健康を問わず各個人としての「人間」，必要なだけの強さと意志力と知識とを兼ね備えていれば人の手を借りなくともできることかもしれないとした個人の能力の「健康」，患者，あるいは健康な人の場合でもその本人を助けてといった「看護」，自分の始末をできるようにするといった目標としての「自立」が概念として含まれています。

ヘンダーソンはこの定義から人間，健康，看護，自立の概念を明らかにすることではなく，健康，不健康を問わず……その本人を助けてとあるように，看護師の役割を明確にしているようです。また，ヘンダーソンはこの概念の中では環境については触れていないようです。

この定義からヘンダーソンの看護に対する基本概念を関連づけると，図2のようになります。

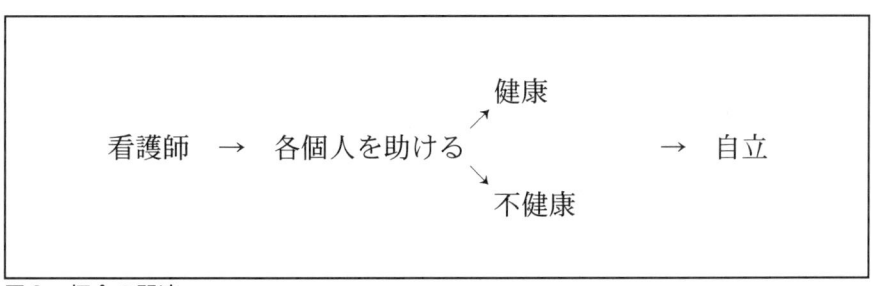

```
                      健康
                    ↗
看護師 → 各個人を助ける            → 自立
                    ↘
                      不健康
```

図2　概念の関連

図2からは，いくつかの命題を見つけることができます。
1．看護（師）は個人を助ける
2．各個人は健康，または不健康（病気）な状態にある
3．健康，または不健康にある個人は自立していく

　ヘンダーソンの看護の主要概念と基本概念を関連づけると，図3のような上位概念「人間」「環境」「健康」「看護」と下位概念として，「自立」がモデルとしてできあがります。

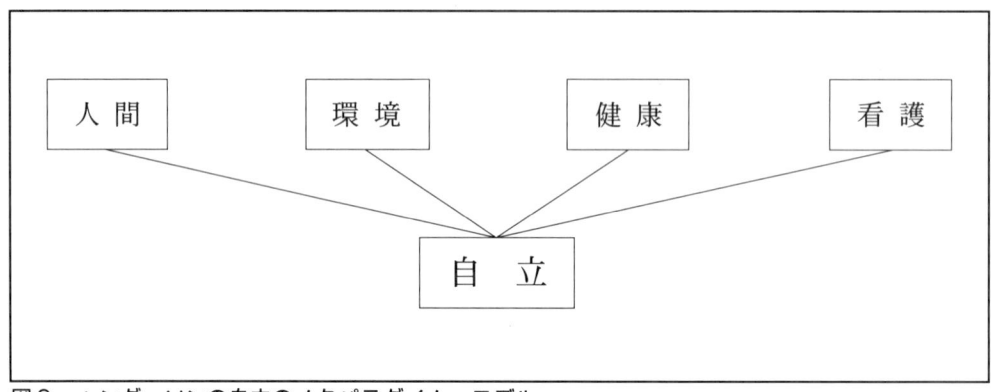

図3　ヘンダーソンの自立のメタパラダイム・モデル

　ヘンダーソンは概念定義の中で，環境について特に著していません。それは，まだ看護界で看護理論のメタパラダイムが騒がれる前に，ヘンダーソンが看護に対する考え方を著しているからだと思います。しかし『看護の基本となるもの』の中には，「環境」について述べている部分を見ることができます。

　ヘンダーソンの看護に対する考え方の根底に基本的欲求理論があります。その背景にはソーンダイク[13)][14)]の心理学の業績に大きく影響されていると言われます。その基本的欲求に対する反映は，看護の定義でわかるように，必要なだけの強さと意志力と知識とを兼ね備えていれば人の手を借りなくともできることかもしれないとした個人の能力の限界に対する部分に手を差し伸べる，その本人を助けるといった看護に対する考え方に示しているようです。

　そして，患者の最終目標を自分の始末をできるようにするといった「自立」に向けての看護を求めたと思われます。つまり，セルフケアとしての看護を唱えたと言えます。

　すなわち，看護師の看護の前提は，「各個人が，自力で基本的欲求を充足できない，とりわけ不健康にある個人に対して自立という目標に向かって手助けする，補う」ことであると明言していることから理解されます。

5．看護の基本的構成要素

　ヘンダーソンの著書の中には，『ニード』についての定義はみあたりませんが，14の看護の基本的構成要素の基となっているものは，彼女の学識経験から推測されます。それは，「ナイチンゲールの"看護とは"をシンプルに表現したことになるだろう，それをナイチンゲール再発見と言っていただければ大変うれしい（『ヴァージニア・ヘンダーソン論文集：増補版』P.3）」と述べていること，さらに「人間の動機づけ理論に対する記述（『看護の原理と実際Ⅱ，6版』P.285～288）」から次のように推測されます。

　つまり，ナイチンゲールの看護をベースにマズローの生理的欲求から社会的欲求へ向けた欲求の階層に影響を受け，基本的欲求の14項目を構成しているようです。

　ヘンダーソンは看護師は，基本的な看護ケアの権威者（『看護論』P.24）として，以下のような行動が自分1人で行えるような状態をもたらすことであるとして，看護師の果たすべき機能としての生活行動の援助を示しました。これらは通常，健康，不健康を問わず各個人としての「人間」が「健康」で，必要なだけの強さと意志力と知識とを兼ね備えていれば，人の手をかりなくともできることかもしれないとした個人の能力として，ヘンダーソンの14の基本的欲求の構成要素と呼ばれています。

1）患者の呼吸を助ける。
2）患者の飲食を助ける。
3）患者の排泄を助ける。
4）歩行時および座位，臥位に際して患者が望ましい姿勢を保持するよう援助する。また患者がひとつの体位からほかの体位へと身体を動かすのを助ける。
5）患者の休息と睡眠を助ける。
6）患者が衣類を選択し，着たり脱いだりするのを助ける。
7）患者が体温を正常範囲内に保つのを助ける。
8）患者が身体を清潔に保ち，身だしなみよく，また皮膚を保護するのを助ける。
9）患者が環境の危険を避けるのを助ける。また感染や暴力など，特定の患者がもたらすかもしれない危険からほかの者を助ける。
10）患者が他者に意思を伝達し，自分の欲求や気持ちを表現するのを助ける。
11）患者が自分の信仰を実践する，あるいは自分の善悪の考え方に従って行動するのを助ける。
12）患者の生産的な活動あるいは職業を助ける。
13）患者のレクリエーション活動を助ける。
14）患者が学習するのを助ける。

　これらの基本的欲求は，マズローのニードの階層と比較して見ると，生理的欲求から社

会的欲求へ階層していることがわかります。

マズロー[15]	ヘンダーソン
（1）生理的ニード	1〜7
（2）安全のニード	8，9
（3）愛情のニード	10
（4）自己尊重のニード	11
（5）自己実現のニード	12〜14

6．14の基本的欲求と主要概念

（看護，個人，健康，自立）の関係

ここで再度認識してほしいのは，ヘンダーソンは「私はこんなふうに看護するのです，とみんなに話してみたのです。あれ（看護の基本となるもの）を看護の理念だとか定義だとかとは私は思っていません（＊P.84）」[16]と言っていることです。ですから，ヘンダーソンの著書には看護の理論といった概念枠組みはありません。どちらかといえば「自分の看護観をはっきりさせるという考えはその時代確かに有用だったとヴァージニアは思う（＊P.106）」[17]と理解されます。

この理解を踏まえ，ヘンダーソンの著書『看護の基本となるもの』の中で，主要概念（看護としてのとらえ方）をどのように触れているか考えてみましょう。

注：（＊P.）は，ヴァージニア・ヘンダーソン著，湯槇ます，小玉香津子訳：看護の基本となるもの，日本看護協会出版会，1995．の原文からの引用を示しています。

1）患者の呼吸を助ける

『看護』

呼吸機能は生命を維持するうえで重要なものです。それは肺胞の毛細血管を通して酸素と二酸化炭素を交換する拡散作用が細胞レベルで十分に行われているからです。看護師の重要な役割は，この細胞と肺とのガス交換に影響を与えているものはないか，また患者が正常に呼吸できているかを正確に観察することにあるとしています。

『個人・人間』

呼吸するといった基本的欲求の充足は個々人によって異なります。それは，登山家やスポーツ選手のような強靭な呼吸機能を持った人から，重篤な状況下にあり酸素吸入やエアウェイを挿入されなければ基本的欲求を充足できない患者，喘息に悩まされた安楽な体位や姿勢をとらなくては基本的欲求を充足できないといった患者まで，さまざまだからです。

『健康』

　ガス交換は正常な呼吸機能により営まれています。不十分なガス交換は呼吸器や循環器機能や心理面と密接な関係があることは明らかです。この呼吸のあり様によっては健康に悪影響を与えます。

『自立』

　生活面では不適切な姿勢や体位，ストレスなどがガス交換の障害を引き起こしたりします。長期臥床状態の高齢者においては，喀痰による気道の閉塞などで生命を危うくしたりします。看護師はこれらを緩和したり，予防したりすることを患者自らが対処できるにはどうしたらよいか，正常に呼吸できるよう患者一人ひとりに合った学習方法を患者と一緒に考えることが看護師の責務です。

2）患者の飲食を助ける

『看護』

　食欲不振にある患者においては，ベッドサイドで患者のそばでどうすればおいしく楽しく食べられるか，それに対して力づけたり，助言できるのは看護師であり責任でもあります。また，患者の嗜好や食事摂取量を観察したり，不適切な食事摂取であればそれらを主治医に報告し，適切な食事摂取ができるよう助けることができます。

『個人・人間』

　看護師は，個々人の食生活習慣は文化的・社会的背景により異なること，また心理的影響に左右されることを知らなくてはなりません。

　入院患者が食に対する欲求を充足できるように助けるためには，食習慣の違い，嗜好，タブーの類についての理解が必要です。

『健康』

　栄養は健康，不健康を問わず人間の成長発達や健康の維持・回復に不可欠なものです。とりわけ消化器機能と深い関係にあり，栄養が十分であるためには栄養を取り入れる消化器機能や栄養を運搬する循環器機能も正常でなければなりません。経口的に栄養を摂取できない患者では，静脈栄養や経管栄養などにより生命を救うことができますが，食の心理的欲求を満たすものではありません。看護師は，食事は生活の中における楽しみの1つであることを忘れないようにしなければなりません。

『自立』

　食事は介助されるより，自分で食べることにより食の心理的欲求が満たされます。患者が健康時と同じように自分でできることは自分でやり，できる限り早く自立を取り戻せるように助けることです。

3）患者の排泄を助ける

『看護』

　正常な排泄機能は生理的・心理的欲求を充足します。看護師は患者の排尿・排便サイクル，肺からの二酸化炭素の排泄，発汗や月経などの正常について知らなければなりません。また，排泄物は独特の臭気を持つものです。健康を害し入院を強いられ，自力で排泄できず，排泄物も始末できない患者にとっては，心理的な苦痛は計り知れないものです。大部屋であっては，ベッドの位置や風向きなどにより，その臭気が周りの人に不快を与えます。看護師は可能な限りこのような事態を最小にし，こうした問題を減らすよう設備を最大限に利用し，環境改善に努めなければなりません。

『個人・人間』

　排泄習慣は，その人のプライバシーと共に共通の基本的欲求として充足されることが大切です。排泄習慣は患者の文化的・社会的習慣に左右されます。年齢および個人の生活習慣による基本的欲求を充足できるよう助けることです。

『健康』

　食と排泄は密接な関係があります。これには心理的欲求の充足も大きくかかわっています。このことをヘンダーソンは「排泄することは食べることと同様に情動と切っても切れない関係にある（＊P.40）」と言っています。

『自立』

　床上排泄から離床できるようになった患者が，便器の代わりにベッドサイドでのポータブルトイレ，さらに車いすに取り付けた便器へとさまざまな排泄形態をとるようになっていきます。しかし，患者を車いすに乗せてトイレへ連れて行く方が患者の自立にとっては効果的です。

4）歩行時および座位，臥位に際して患者が望ましい姿勢を保持するよう助ける。また，患者が1つの体位からほかの体位へと身体を動かすのを助ける

『看護』

　活動は，身体の新陳代謝の促進や体動不能が引き起こすさまざまな合併症を予防するうえからも大切なことです。これを営むために健康な人は眠っていても，起きている時でも絶えず身体を動かし長時間静止していないということです。看護師は，長期間臥床を余儀なくされている患者に対して，合併症を併発しないように頻回に体位変換や身体の清潔保持に努めなければなりません。また，患者が同一体位で長時間過ごすことのないように見守るのは看護師の責務になります。

『個人・人間』

　個人の生活のあり様は，とりわけ姿勢や動作に現れると言われます。

『健康』

　悪い姿勢（広い意味での）は身体の内部器官への影響はもとより，関節の拘縮や筋力の低下および諸臓器への悪影響を来します。

『自立』

　長時間活動を余儀なくされ，看護師の助けによって活動していた患者も，健康の回復と共に形は違っても寝たきり状態から活動範囲が拡大されていきます。

　退院に至っては，帰っていく家の構造に合わせた条件範囲内でリハビリテーションプログラムを一緒に考え，患者の日常生活や社会生活を阻む要因を最小にしなければなりません。

5）患者の休息と睡眠を助ける

『看護』

　睡眠と休息の効果は，肉体的・精神的な緊張から解き放たれた時に得られます。健康な人は睡眠と休息は当たり前の現象としてとらえていますが，不幸にも健康を害し，肉体的障害による痛みや精神的苦痛を生じると，この当たり前の現象も自由にコントロールできない状態に陥ることになります。

　看護師は，これらの痛みや苦痛を取り除くためにリラクセーションや静かな音楽，四肢のマッサージ，就寝時の訪室，孤独な若者や高齢者にあってはタッチングなどを行います。

『個人・人間』

　休息や睡眠を誘う方法は個々人によって異なります。年齢，職業，睡眠のパターン，休息方法などは特徴的と言えます。

　疼痛や不眠のある患者では睡眠剤を，またターミナル期の患者にあっては麻薬などを使用して，睡眠と休息をコントロールしなければ心身共に衰弱したりします。

『健康』

　病気で入院している間に，不可避的な疼痛や不眠を緩和するために使用したきっかけで睡眠薬中毒や麻薬中毒を引き起こしたりします。

『自立』

　まず，薬に頼る前に痛みの緩和の方法や，睡眠を誘う方法を患者と一緒に考えます。看護師は，睡眠薬を減らし自然な眠りを誘えるように，1日を楽しく過ごせるよう助けることです。

6）患者が衣類を選択し，着たり脱いだりするのを助ける

『看護』

　衣服の機能は社会的見地や心理学・生理学的にその意義が述べられています。入院患者ではこの意義に基づき，広い意味での外界から身体を保護する目的にあります。

　ヘンダーソンは「看護師は（プロの母親）に等しいはずなのに，患者に合った適切な衣

服（病衣）を選ぶという重大な責任をほとんど果たしていない（＊P.8）」と指摘しています。

今日ではさまざまな病衣がありますが，ファッション性を重視しないようにしなければなりません。自由に選択できない患者にあっては，患者の年齢や性別，皮膚・身体機能に合った適切な衣服を選択できるよう助けます。

『個人・人間』

衣服は広い意味では人格の一部と同じです。いつもだらしなくしている人，衣服にまったく関心のない人，奇妙な格好をしている人，きちんと着こなしている人など千差万別です。ヘンダーソンは「衣類や装身具は彼の個性を表現する（＊P.48）」と言っています。

『健康』

衣服はファッションであり，自分の好みに合わない物を身に着けていると気分も優れません。また不快になったりもします。高貴な衣服を身に着けていると，自尊心も高まり精神的欲求も充足されます。病衣であっても，四六時中身にまとっているわけですから，患者の衣生活習慣や好みなどを十分に配慮してあげなければなりません。ヘンダーソンは「きちんと身づくろいしているのは健全なしるし，いつもだらしなくしているのは病気のしるしのひとつ，とみなしている（＊P.48）」と指摘しています。

『自立』

体力や力の不足してる病人に対しては，衣服の着脱に必要な力や運動機能を補ったりします。機能障害のある患者にあっては，日常の更衣をどのようにすれば効果的か，患者の自立に向けて手助けすることは，セルフケア能力を高めることになります。

7）患者が体温を正常範囲内に保つのを助ける

『看護』

正常な体温は生理的なもので，年齢や性別，環境などに影響されやすいものです。「健康であれば各人は不愉快なほど寒かったり暑かったりする部屋から移動できるし，屋内外の出入りもできる（＊P.49）」が，意思表示ができない寝たきりの高齢者では，冬季の暖房で高体温になったり，また夏期の冷房で低体温や脱水を招いたりします。

看護師は，患者の体温が正常範囲内に保てるよう環境を調節したり，異常体温になっていないか早期に発見したりすることが必要です。

『個人・人間』

体温は年齢や性別，情動の変化，自律神経失調症などの個人差，痩せや肥満などの体格などによって異なります。

『健康』

外気と健康については，太陽光線から目を保護する方法や，寒冷にあっては手袋など使用し，外界にさらされている身体の部分を保護する方法を心得なければなりません。患者を車いすで中庭に散歩させたりする場合は，特に身体の保護に留意する必要があります。

『自立』

　看護師は体温の生理学的変動を理解し，患者の周りの環境や衣服，寝具の調節に気を止め，その方法を助言します。高齢者では感受する温度差は，若者と比べ下着1枚の差があると言われます。

8) 患者が身体を清潔に保ち，身だしなみよく，また皮膚を保護するのを助ける

『看護』

　日常生活を営む過程で，人間の身体表面にはさまざまな不要な老廃物が付着します。身体を清潔にするということは，身体表面に付着した不要な老廃物などを取り除くことを言います。

　清潔には，皮膚や口腔，目，耳，爪，毛髪，陰部などの身体開口部の器官を保護することと，患者を取り巻くベッドや寝具，衣服などを清潔にすることがあります。看護においては，身体開口部の器官が外界から悪影響を受けないようにすることです。活動を自由にコントロールできない患者にあっては，特に清潔に心がけなければなりません。ヘンダーソンは「看護師は誰でも，患者の身体の大きさ，体位，身体的，精神的状態のいかんにかかわらず，常に患者の身体を清潔にしておくことができねばならない（＊P.54）」と説いています。

『個人・人間』

　清潔行為は文化的背景により異なります。入浴方法1つにしても，諸外国と日本とは異なるようにです。また，健康な人と病人では，清潔方法が異なります。健康であれば自由に清潔行為はできますが，病人では床上で清潔行為を受けなければなりません。

『健康』

　いくら高貴な衣服を整えても，身体の清潔を怠っていては身だしなみがきちんとしているとは言えません。ヘンダーソンも「人間の身だしなみは，姿勢と同じく，その人の生きようが外に現れたひとつのしるしである（＊P.51）」と言っているように，清潔のあり様はその人の健康の指標とも言えます。

『自立』

　清潔は，個人の生活習慣により形成されていることを理解しなければなりません。また身体障害のある患者では，可能な範囲で残存機能を開発できるよう手助けすることです。

　患者が清潔のセルフケアを高めることができるためには，「皮膚，毛髪，爪，鼻，口腔および歯を清潔に保つための自分の必要に応じた設備，物品，または援助を与えられねばならない（＊P.53）」と述べているように，必要な物品はそろえておくことが大切です。

9）患者が環境の危険を避けるのを助ける。また感染や暴力など，特定の患者がもたらすかもしれない危険からほかの者を助ける

『看護』

　施設の管理は患者を危険から大幅に守ることができます。多くの施設では，専門の施設清掃業者（ハウスクリーニング）を導入したりしていますが，患者の安全面までは気配りできません。結果として，常時そばにいる看護師に委ねることになります。

　ベッド上での生活を余儀なくされている高齢者や小児，意識朦朧状態にある患者では，夜間睡眠中に転落したりすることを避けるためにベッド柵を取り付けたりしなくてはなりません。また廊下や床に水がこぼれていたりすれば，転倒による外傷を防止するためにただちに拭き取らねばなりません。

　自殺企図や自殺念慮を抱いている患者では，自己破壊行動に陥らないように保護しなければなりません。患者が安全の欲求を充足できるように，看護師は「患者一人ひとりに最適の防御を提供する（＊P.58）」ことが責務になります。

『個人・人間』

　人間は健康であれば，内外の環境からの危険を防止する基本的欲求を持っています。また自己を取り巻く環境から危険を察知すればそれを回避することもできます。また，生活環境で「何か危険があると思えばそれを変えて生活する（＊P.56）」こともできます。

『健康』

　ヘンダーソンは，入院生活は共同社会生活であると言っています。そして「各人は潜在的に他人に害を与える存在である（＊P.58）」とも言っています。看護師は患者の健康を守るために，一人ひとりに人的・物理的・化学的・病原微生物などの危険から身を守る方法を提供しなくてはなりません。

『自立』

　患者が適切な方法で，人的・物理的・化学的・病原微生物などの危険から身を守る方法を身に着けることができるよう助けることです。

10）患者が他者に意志を伝達し，自分の欲求や気持ちを表現するのを助ける

『看護』

　コミュニケーションは対人関係のあり方を評価できるものです。患者が自由に伝達できる基本的欲求を満たすことができない場合は，看護師は患者が伝えたい内容を表現できるよう助けてあげることです。看護師の援助は「コミュニケーションと同時に，複雑で，個別的で，人格全体と密接に結びついた働きをもって人々の援助にあたる（＊P.60）」ことです。

『個人・人間』

　コミュニケーションは言葉だけでなく，言葉によらないコミュニケーションが重要な役

割を持っています。すべての人間は身体上の変化が情動に現れます。例えば気持ちが動揺すれば，脈拍が早くなったり，顔面が紅潮したりするといった変化がそうです。ヘンダーソンは，この現象を「健康であるとき，人はすべての情動は何らかの身体上の表現をともなう。すなわち，その身体上の変化が，情動として解釈される（*P.59）」と説明しています。

『健康』
　ヘンダーソンが「人間の心と身体は互いに依存的，不可分のものである（*P.59）」と言っているように「"心"の沈んだ状態にあるとき，そのさまはその人のとる姿勢，動きのない表情，全身の活動低下などに表現される（*P.59）」ものです。

『自立』
　人間は目的とする相手に意志を伝達することによって，基本的欲求を満たすことができます。自立について，ヘンダーソンは「人間は皆，自分の考え，情動，願望を得心のゆくように身体上に表現することを求めており，またこの自己中心的あり方を越えて成長した範囲内で，この意味での他者の幸福を求めている（*P.59）」と述べています。

11）患者が自分の信仰を実践する，あるいは自分の善悪の考え方に従って行動するのを助ける

『看護』
　患者は共同社会生活者である以上，いつ，どこでも自由に礼拝などの行為ができるというわけではありません。礼拝堂などの設備のある施設では自由にできるでしょうが，備えていない施設では難しい一面があります。多くの施設では，患者の宗教にかかわる基本的欲求すべてを患者に充足させることは難しいことと思います。
　看護師は可能な限り，患者の「自分の信じる教義に従って行動する（*P.63）」という権利を無視することなく，患者のプライバシーを守れるような状況・環境をつくり出し，宗教の基本的欲求を満たすことができるよう助けます。

『個人・人間』
　宗教の自由は法律で定められており，何人からも束縛されない「自分の信じる教義に従って行動する（*P.63）」権利を持っています。

『健康』
　すべての患者に宗教的欲求を満たすことです。この命題は科学・医学・哲学・宗教学・社会学・経済学・心理学などさまざまな分野で論議されています。ある種の宗教においては,生活そのものにかかわり，断食日や特定の飲食物を禁じたりしています。宗教は個人の独自の思想に基づきますので，看護は患者が宗教によって心が満たされるにはどのような援助を求めているのか，また患者の抱える問題を見極め，それに対して手助けすることです。

『自立』
　ヘンダーソンによれば，宗教による自立は看護師の宗教に関する知識に影響されると言っ

ています。すなわち，患者が「信仰の癒す力を強く信じていればいるほど，霊的に高度に成長していればいるほど，彼女の患者に尽くすところは大となろう（＊P.64）」と説明しています。

12) 患者の生産的な活動あるいは職業を助ける

『看護』
　ライフサイクルにおいて，人間が最も高い基本的欲求として求めるものは仕事になるかと思います。これは，人間は社会に受け入れられ，認められることによって満足を得ることを意味していると言えます。
　看護師は「患者が一日の過ごし方を計画するのを助け，彼が何か生産的な活動をしたくなるような条件をつくりだして，どんなことでもよいから自分が興味を覚える"仕事"をする気にさせることができる（＊P.65）」ように助けることです。

『個人・人間』
　ヘンダーソンは，人間は社会の中で認められるような満足を得ることの重要性を述べています。その前提として，「ほとんどの社会では，おとなは何かを生産するという期待（＊P.56）」があり，社会に貢献しない時は社会はそれを認めないと述べています。

『健康』
　健康ということは，仕事を通して自分が認められることにあると言えます。1日が経過するには，何かが達成されるために生産的な行為も含まれています。ヘンダーソンは入院生活を余儀なくされたとしても「人は精神的に生産的であれば，身体的に限界があっても，ベッドにしばられて年月を過ごしながら円熟した老年まで生きることができる（＊P.65）」と言っています。

『自立』
　ヘンダーソンは看護師に向けて，患者に必要な仕事に対する知識と経験，技術があれば，患者が望む何かをする機会を与えることができるものです。たとえ，それが人類の奇跡とみえても病人が今やり遂げたいと願っている関心事であれば，病気の回復につながるものであると説いています。

13) 患者のレクリエーション活動を助ける

『看護』
　レクリエーション活動は仕事，活動，休息，呼吸・循環といった基本的欲求と密接な関係があります。例えば，健康な大人であれば仕事のあとの余暇活動，あるいは活動したあとの休息といったものです。子どもにおいては遊びを通して創造性を養うといったものです。レクリエーションは，生活の流れの中で自由にコントロールされ，ごくありふれた活動として存在しています。しかし病人では，生活の一部として自由にコントロールできない状況にあり，多くは活動を制限され自由さえも奪われたりしています。

看護師は，このような状況に置かれた患者に対して，1日に可能なレクリエーションを計画し，気分転換を図れるよう手助けしてあげなければなりません。そのためにレクリエーションに当てる時間，関心のあるレクリエーション，利用できる設備や物品などを計画することです。看護師は「患者が1日のうちの何時間かを，生き生きとした気分で過ごすのを助ける（＊P.69）」責務があります。

『個人・人間』

　人間は，レクリエーションを毎日の生活の中で自由にコントロールし生活の一部にしています。レクリエーションの基本的欲求を満たす方法は子どもから大人まで異なります。

『健康』

　レクリエーションは，それを職業としていない限り，仕事のように生産的活動でなく，余暇活動としてむしろ楽しむための活動にあるので，気分転換や生活に潤いを与えることになります。

『自立』

　レクリエーションは参加して喜びや価値を見出すものです。重要なのは患者がそれに参加できるよう助けることです。

14）患者が学習するのを助ける

『看護』

　学習を通して意義ある健康生活を送れるよう助けることです。看護師の機能は，医師が患者と共に考え作成した健康の増進と疾病の回復に関する治療計画を，基本的欲求を充足するために患者の意思に基づいて学習できるよう助けることです。

『個人・人間』

　健康は個人で管理するものですが，人間すべてが自己管理できるとは言えません。ヘンダーソンは，人間について「最良の健康的生活法がどのようなものかを知っていても，それに従って暮らそうとする動機づけを欠いている（＊P.70）」と明言しています。

『健康』

　医学的な治療が施されいったん回復したかのように見えても，自己の生活・健康管理を怠ると再発をすることがあります。ヘンダーソンは「患者の回復，あるいは病気の進行阻止はひとえに再教育にかかっている（＊P.70）」繰り返しの健康教育，そしてその方法も「健康法というものは個人個人の必要に合わせて採用され（＊P.70）」なければならないと述べています。

『自立』

　ヘンダーソンは，患者が健康管理するうえで最も重要なのは「健康法というものは患者本人が（理性的であれば）計画に加わってなければならないということである（＊P.70〜71）」と述べているように，看護師の役割は患者が積極的に健康について自覚するよう助けることです。

引用・参考文献

1) 高崎絹子：看護のリアリティの迫る看護理論を目指して；V.ヘンダーソンの"看護過程"批判をめぐって，122・1068-134・1080，月刊ナーシング，1984.
2) ヴァージニア・ヘンダーソン著，湯槇ます，小玉香津子訳：看護の基本となるもの，日本看護協会出版会，1997.
3) ガートルード トレス著，横尾京子他監訳：看護理論と看護過程，医学書院，1992.
4) V.ヘンダーソン著，湯槇ます，小玉香津子訳：看護論-25年の追記を添えて-，日本看護協会出版会，1994.
5) 前掲2)
6) ジェイムズP.スミス著，小玉香津子，尾田葉子訳：ヴァージニア・ヘンダーソン-90年のあゆみ-，日本看護協会出版会，1992.
7) V.ヘンダーソン著，荒井蝶子他監訳：看護の原理と実際，第6版，医学書院，1980.
8) 前掲7)
9) 前掲7)
10) I.J.オーランド著，稲田八重子訳：看護の探求，医学書院，1964.
11) 前掲10)
12) 前掲10)
13) Thorndike, E.I (1940), Human nature and the social order. New York : Macmillan.
14) エヴリン・アダム著，阿保順子訳：アダム看護論，医学書院，1996.
15) A.H.マズロー，小口忠彦監訳：人間性の心理学，産業能率大学出版部，1970.
16) 前掲7)
17) 前掲7)
18) 高木永子：問題解決過程としての看護過程に関する臨床実習指導（その4），NURSE＋1 (12)，P.76～81，1991.
19) 小玉香津子評者：現代看護の探求者たち，日本看護協会出版会，1989.
20) V.ヘンダーソン著，小玉香津子編訳：ヴァージニア・ヘンダーソン論文集増補版，日本看護協会出版会，1989.

※本書は引用文も含め「看護師」で統一しています。

◆──第2章
基本的看護の構成要素の中にみる看護過程のサイクル

1．基本的看護の構成要素の中にみる看護過程

　ヘンダーソンの看護観に基づいた看護過程は展開できるのか，この命題を明らかにするためには，ヘンダーソンが著書『看護の基本となるもの』の中で，14の基本的看護の構成要素各々について，看護に対する考え方を看護過程に基づいて触れているかどうかを見出さなくてはなりません。

　ヘンダーソンは直接的には看護過程について言及してはいません。まして，看護診断などはありません。どちらかと言えば「看護ケアーは常に医師の治療計画に包み込んで，あるいは治療計画に合わせてなされる（＊P.27）」看護師の行動は医師の指示に従ってと信じていたようです。しかし『看護の基本となるもの』P.32～P.74[1]を看護過程の5つのサイクルを意識して精読すると，ヘンダーソンは14の基本的構成要素の中で，看護過程の5つのサイクルを当てはめ，看護に対する考え方を説明している部分を見出すことができます。よって，ヘンダーソンの看護観に基づいた看護過程は展開できるようです。

　本章では，看護の基本となるものを参考に1）アセスメント，2）看護診断，3）計画立案，4）実践，5）評価についてヘンダーソンはどう触れているか，また今日の看護にどう示唆しているか構成要素各々について解釈・検討し，編集してみました。

1）患者の呼吸を助ける

（1）アセスメント
① 気道に閉塞の徴候がないかどうか注意して，その呼吸状態を正確に観察する。
② 患者が正常な生理的機能にあるか，検査データで確認する。

（2）看護診断
  ① 情緒的なストレスや悪い姿勢以外にも種々の条件下で不十分なガス交換は見られる。
（3）計画立案
  ① 患者一人ひとりに応じた学習計画を医師と患者が一緒に立てる。
（4）実践
  ① 安楽な呼吸を促すような立位，座位，臥位を患者にデモンストレーションをして見せる。
  ② 安楽な体位は，呼吸の安楽に効果的であることを説明する。
  ③ 正常な呼吸を促進するために，ベッドやいすそして，体位を保持するための枕，パッド類，毛布などを活用する方法を教示する。
  ④ 医療関係者や患者・家族，そして見舞客には酸素などのガスの取り扱いについて説明し，理解してもらう。
  ⑤ 病室の環境調整として室温，温度，不愉快な臭気，空気中の刺激性物質はないか，絶えず注意を払う。
（5）評価
  ① 患者にとって生理的に最良の呼吸状態が保たれている。
  ② 自分に処方されている治療方法を患者自身が理解できる。
  ③ 病室の空調ができている。
  ④ 患者が健康的で心地よい病室環境であると評価している。

2）患者の飲食を助ける

（1）アセスメント
  ① 食物嗜好や偏食はないか観察する。
  ② 治療食は守られているか観察する。
  ③ 食習慣，嗜好，タブーの類，食欲・食思などを観察する。そして報告する。
（2）看護診断
  ① 治療上どういう食物が必要なのか判断する。
  ② 必要栄養量を摂取できているか，また栄養状態は適切か判断する。
（3）計画立案
  ① 患者に適切な食べ物や飲み物の好みを計画する。
  ② 患者の健康的な食習慣を採用する。
（4）実践
  ① 標準体重が守れるよう援助する。
  ② 必要栄養素量や食品の選択と調理について，患者教育する。
  ③ 文化的背景の異なる患者にあっては食事の欲求を満たすよう栄養科と調整する。
  ④ 健康時と同じように食事摂取できるよう食環境を整える。

（5）評価
① 食事摂取量から栄養状態を評価する。

3）患者の排泄を助ける

（1）アセスメント
① 排尿，排便の間隔，発汗，喀痰，月経の正常と異常を観察する。
② 排泄物から客観的に排泄機能を判断する。
③ 排泄物の正常値を知って，検査データから患者の欲求を解釈する。

（2）看護診断
① 客観的観察によって，排泄物の異常から判断する。
② 血便や血性吐物など，明確な異常に対してはただちに医師を呼び，救急処置を求める判断能力がある。

（3）計画立案
① 性差など患者のプライバシーにかかわることは，男性の患者にあっては男性の看護師に任せる。
② 患者の排泄の正常，異常の報告に努める。

（4）実践
① 正常な排泄を促す姿勢をとる。
② 患者に合った器具や設備を最大限に利用する。
③ 患者の希望に合った病室環境を整える。
④ 障害者専用トイレを充実させる。
⑤ ベッド上排泄を余儀なくされている場合は，臭気や患者の羞恥心に配慮する。

（5）評価
① 排尿訓練，小児のトイレットトレーニングの効果が見える。

4）歩行時および座位，臥位に際して患者が望ましい姿勢を保持するよう助ける。また，患者が1つの体位からほかの体位へと身体を動かすのを助ける

（1）アセスメント
① 姿勢や動作はその人の気分や生活態度が反映されるので，患者の回復あるいは悪化を示す姿勢や動作の変化を観察する。
② 不適切な姿勢で重要諸器官に異常徴候はないか観察する。

（2）看護診断
① 患者にとって安楽な望ましい姿勢を判断する。

（3）計画立案
① 看護師はボディメカニクスを効果的に利用する。

②　患者にとっての最良の良肢位を保つ。
③　理学療法士の協力で，患者が自分を助けるような体位変換・良肢位のプログラムを作成する。

(4) 実践

①　行動範囲の拡大期にある患者には，看護師はいすや車いすに掛けられるよう援助する。またその人を支持する。
②　ベッド上臥床を余儀なくされている場合は，体位変換をする。
③　看護師1人で体位変換が無理な場合は，ほかの看護師の助けを求める。
④　筋肉・神経の増強ができ，自立に向けた援助をする。

(5) 評価

①　患者に褥瘡の発生がない。
②　家庭生活の条件に合わせたリハビリテーションが確立できている。

5) 患者の休息と睡眠を助ける

(1) アセスメント

①　睡眠状態を観察する。
②　環境の変化や疾病の影響にかかわる睡眠パターンに変化はないか観察する。

(2) 看護診断

①　病気の随伴症状が睡眠・休息を混乱させている原因になる。
②　ストレスなどの病理的原因が，休息や睡眠の変調を来す。

(3) 計画立案

①　睡眠薬に依存させない。
②　休息や睡眠を誘う方法を考える。

(4) 実践

①　不快な物音，におい，光景などを取り除く。
②　空腹を緩和させる。
③　就寝時は静かにする。
④　静かな音楽を聞く。
⑤　就寝前の訪室とタッチングで安心させる。

(5) 評価

①　患者が意義ある1日であったことを自覚できる。

6) 患者が衣類を選択し，着たり脱いだりするのを助ける

(1) アセスメント

①　心理的および保護的に機能する衣類を知る。

② 患者に合った適切な衣類を着用しているか観察する。
 (2) **看護診断**
 ① 患者が不適切な衣類を着用していないか判断する。
 ② 更衣するにあたって，障害となっているものはないか判断する。
 (3) **計画立案**
 ① 患者のパーソナリティに合った衣生活を促進する。
 ② 患者が個性を表現できる衣類や装身具を身にまとうことができる。
 ③ 患者の意見を尊重した衣類を選択する。
 (4) **実践**
 ① 昼と夜，そしてTPOに合った衣服が着用できるよう援助。
 ② 健康時と同じような衣生活を提供する。
 (5) **評価**
 ① 自力で，日常生活における衣服の着脱ができる。
 ② 適切な衣服の選択ができる。

7) 患者が体温を正常範囲内に保つのを助ける

　基本的看護の構成要素の中には「血圧」のことは触れられていませんが，血圧との関係を取り上げてみると呼吸器障害と循環障害，栄養障害と心機能低下，排泄の障害（便秘）と血圧の変動，活動と運動後の血圧変動，環境の変化と血圧変動，感情変化と血圧の変動などがあります。

　ヘンダーソンの枠組みで血圧をどの構成要素でとらえるかと考えた場合，それはアセスメントにかかわる看護師の判断，すなわち「患者の血圧測定をどう考えたか」に左右されるのではないでしょうか。例えば，基礎疾患に腎障害がある場合は「排泄」で取り入れるといったものです。単なるバイタルサインとしての情報の場合は，筆者は「(7) 患者が体温を正常範囲内に保つのを助ける」の中で取り入れるよう指導しています。

(1) **アセスメント**
 ① 体温が正常範囲に保たれているかどうか判断する。
(2) **看護診断**
 ① 自力で環境調節できない患者にあっては，環境の変化で体温が変動する。
 ② 発熱は身体的・心理的苦痛を伴う。
(3) **計画立案**
 ① 正常範囲に保つ。
 ② 環境条件を快適範囲に保つ。

（4）実践

① 病室の環境調整をする。

② 食物の摂取の仕方を変える。

③ 着衣や寝具を加減する。

　などの助言をする。

（5）評価

① 病原微生物などに感染していない。

② 環境の変化に応じて適切な衣服を選択できる。

③ 伝染病や細菌や害虫の繁殖がない。

8）患者が身体を清潔に保ち，身だしなみよく，また皮膚を保護するのを助ける

（1）アセスメント

① 身だしなみや姿勢を観察する。

（2）看護診断

① 清潔（衛生）の自己管理ができない。

（3）計画立案

① 皮膚，毛髪，爪，鼻，口腔および歯を清潔に保つために必要な設備，物品を提供し，また援助をする。

（4）実践

① 患者の状態のいかんにかかわらず，常に患者の身体を清潔にする。

（5）評価

① 身だしなみがきちんとできている。

9）患者が環境の危険を避けるのを助ける。また感染や暴力など，特定の患者がもたらすかもしれない危険からほかの者を助ける

（1）アセスメント

① 自分で環境調整できるかどうか行動に必要な機能を観察する。

② 危険を察知できるか。

③ 保護的手段や自殺傾向にある患者の観察をする。

（2）看護診断

① 環境の常在性病原微生物などからの感染はないか判断する。

② 不適切な施設管理による危険性はないか判断する。

（3）計画立案

① 物理的障害を最小限に抑えるような建物の構造，設備の購入，維持の方法を促進する。

② 殺虫剤を使用して害虫駆除をする。

（4）実践
① 患者一人ひとりに最適の防護を提供する。
② 手洗い，指示によるマスク，ガウン，手袋の使用，使い捨ての消毒・滅菌物品の用意をする。

（5）評価
① 常在性病原微生物などからの感染がない。
② 身体の抑制を必要としない。
③ 危険な因子が病室環境にない。

10）患者が他者に意思を伝達し，自分の欲求や気持ちを表現するのを助ける

（1）アセスメント
① 情動の変化は頻脈や呼吸速拍，顔面紅潮などの身体上の変化はないか観察する。
② 参与観察で得た情報は，医師へ情報提供する。

（2）看護診断
① 沈鬱な心はその人の姿勢，無表情，活動低下などの変化として判断される。

（3）計画立案
① 患者および家族との信頼関係を築く。
② 病気が引き起こす心理的危機から自立できるよう助ける。

（4）実践
① 患者と会話を十分に持ち，今ある気持ちを受容・共感する。
② 患者にとって重要となるキーパーソンや友人との面会の機会をつくる。

（5）評価
① 心と身体のバランスがとれている。
② 看護師の治療的コミュニケーションの効果を患者から評価として得ることができる。

11）患者が自分の信仰を実践する，あるいは自分の善悪の考え方に従って行動するのを助ける

（1）アセスメント
① 宗教の自由（礼拝行為など）が満たされているか観察する。
② 教義に従って行動するという患者の権利が無視されていないか観察する。
③ 信仰に従った日常生活上の権利は守られているか観察する。

（2）看護診断
① 教義に従った日常生活上の阻害はないか判断する。
② 病院生活上の日課と礼拝行為との関係が引き起こす葛藤はないか判断する。

(3) 計画立案
① 患者の私事に関する秘密の厳守。
② 患者の霊的な欲求を尊重する。
③ 信仰に基づいた生活を満たすことができるよう援助する。
(4) 実践
① 患者が，礼拝堂に行けるように助ける。
② 患者の宗派の牧師と会わせる。
③ 患者と牧師のプライバシーが守れるような環境を提供する。
④ 患者の宗教生活の一部である聖餐などの儀式を受けることができるよう助ける。
(5) 評価
① 宗教的欲求が満たされる。

12) 患者の生産的な活動あるいは職業を助ける

(1) アセスメント
① 生産的な活動や職業に対する考え方を持っているか把握する。
② 仕事に対する満足感はあるか把握する。
③ 社会に認められたいという欲求はあるか知る。
(2) 看護診断
① 入院生活がもたらす無意味な生活や虚無感が退行現象を引き起こす。
(3) 計画立案
① 入院生活が意義あるような1日の過ごし方を計画する。
(4) 実践
① 仕事への関心や徴候を見逃さない。
② 患者の興味あるものを一緒に探し出す。
③ 仕事や生産的な活動をしたくなるような条件づくりをする。
④ 患者が達成感を手にすることができるような機会をつくり出す。
(5) 評価
① 仕事をし続けることができる。
② 病気の恐怖や不安から避けることができる。
③ 入院生活が意義あるものとして実感できる。

13) 患者のレクリエーション活動を助ける

(1) アセスメント
① レクリエーションに対する興味を知る。
② 健康時のレクリエーションの方法を聞く。

③ 患者から気分転換や気晴らし，慰安，レクリエーションなどの機会を奪っていないか観察する。

（2）看護診断

　① 孤立した入院生活が生活の潤いを阻害する。

（3）計画立案

　① 患者にとって有意義な1日になるよう，可能なレクリエーションを計画する。

（4）実践

　① 時々部屋の模様替えなどで，生活に美的な楽しみを与える。
　② 新聞や雑誌を通して，生活していることを自覚させる。
　③ 利用可能なレクリエーション設備や物品を準備する。
　④ 参加への動機づけをする。

（5）評価

　① レクリエーションに参加することができる。
　② 気分転換ができる。

14） 患者が学習するのを助ける

（1）アセスメント

　① 健康回復に向けての学習意欲や能力を備えているか知る。
　② 病気により非健康的な生活を送っていないか観察する。
　③ 患者へのインフォームドコンセントがされているか知る。
　④ 健康教育は個人に合った健康法を採用されているか観察する。
　⑤ 経済その他の環境条件が健康回復への学習を阻害していないか観察する。

（2）看護診断

　① 患者にとって最良の健康的生活に従って暮らす動機を欠いている。

（3）計画立案

　① 疾病の予防と健康の回復のために健康教育を行う。

（4）実践

　① 患者が学習できる環境を提供する。
　② 患者の治療計画に従って，不足な部分の補強と実施を助ける。
　③ 健康の回復，あるいは病気の進行阻止のために再教育をする。
　④ 健康教育の内容は患者個人に合わせたものを採用する。
　⑤ 健康教育するうえで，患者からの質問に答える。

（5）評価

　① 任意に健康教育を受け入れ（理性的であれば）計画に参加し，セルフケアすることができる。

ヘンダーソンの看護に対する考え方は「看護過程に通ずるのか」，また「看護過程は展開できるのか」この命題を明らかにするために14の看護の基本的構成要素それぞれを，看護過程のサイクルを意識して精読し，解釈・検討しました。その結果，看護過程のサイクル（アセスメント－看護診断－計画立案－実施－評価）で看護に対する考え方を看護過程で述べていることが浮き彫りになりました。

　ヘンダーソンは「私はこんなふうに看護するのです，とみんなに話してみたのです。あれ（看護の基本となるもの）を看護の理念だとか定義だとかとは私は思っていません（P.84）」[2]と言っていますが，それどころか先見の目で今日の看護をきちんと見極め，看護の基本となるものを著していたのではないかと思惟されました。

　ヘンダーソンは古いと言われる方がいますが，本章を通して言えることは「ヘンダーソンの看護」は今の看護（看護理論・看護過程・看護診断の必要性）につながり，そして看護の道しるべとして今だかつて健在であるということです。

引用・参考文献

1）ヴァージニア・ヘンダーソン著，湯槇ます，小玉香津子訳：看護の基本となるもの，日本看護協会出版会，1997．

2）前掲1）

◆——— 第3章

看護過程

1．看護過程とは

　看護過程[1]とは，個人・家族・集団の健康問題を看護の立場から（系統的に）判断し，問題解決に向けて援助計画を立案し，実践し，評価する意図的な一連の組織的・系統的活動を言います。

　看護過程は戦後（第2次世界大戦）アメリカで発達したもので，わが国には1977年のICN大会[2]（東京で開催）から教育，臨床で盛んに活用されるようになりました。

　現在のわが国における看護の方法は，看護理論を基にした看護過程，そして看護診断といったものが，別々に邦訳され横行していることです。看護理論は各々独立した理論であり，看護過程は問題解決思考からの発展，看護診断はコンピュータ化への導入として発展してきたわけですが，これを1つの思考過程に当てはめることに対して疑問もないわけではありません。これもわが国に看護過程が導入されたように，看護の歴史の1つだと思います。

1）看護過程の2つの潮流[3][4][5]

　1955年にリディアホールが看護は過程であると主張して以来，看護過程には2つのとらえ方があります。

（1）ユラとウォルシュらの問題解決的な看護過程

　看護師－患者関係の成立は，問題解決の前提であるとする考え方です。一般的には看護過程はこれを指しています。

（2）オーランド，ウィーデンバックらの人間関係的な看護過程

　人間関係の成立や深まりそのものが援助につながるとする考え方です。

看護過程を展開するにあたっては，問題解決的な看護過程と人間関係的な看護過程を切り離して考えるわけにはいきません。そもそも，看護過程は人間を対象としますので，両者が同時に展開されてはじめて意義があるものと言えるのです。

2）わが国における看護過程の発達

1段階　「看護計画」を中心に学習した旧カリキュラム～新カリキュラムの世代です。
　　　　情報収集－問題点の抽出－計画立案－実施－評価
2段階　「看護過程」を看護の実践モデルとして学習した新カリキュラムの世代です。
　　　　情報収集－分析－健康問題抽出－計画立案－実施－評価
3段階　「看護診断」を看護過程に位置づけて学習している改正カリキュラム～改正新カリキュラム世代です。
　　　　アセスメント－看護診断－計画立案－実施－評価

3）看護過程の構造とサイクル[6]

　看護過程の構造は図1に示すように，入院前のレベルを見極め，入院時から退院へ向けた意図的な活動で，入院前の健康レベルに最も近い状態で退院へ持っていけるようなサイクルを構成しています。そしてサイクルは，以下の図2のようになっています。

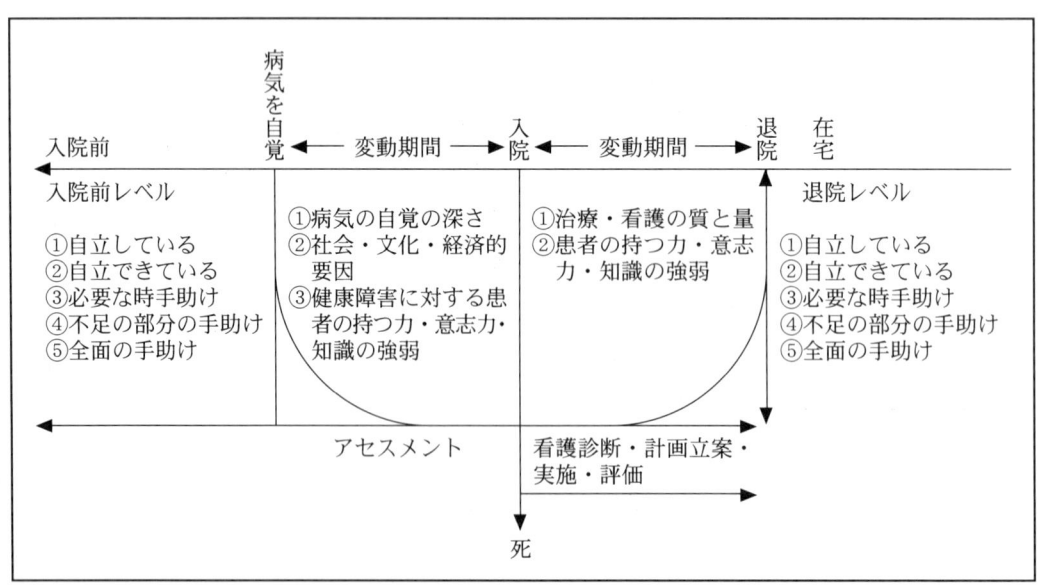

入院前	病気を自覚 ←変動期間→	入院	←変動期間→	退院	在宅
入院前レベル ①自立している ②自立できている ③必要な時手助け ④不足の部分の手助け ⑤全面の手助け	①病気の自覚の深さ ②社会・文化・経済的要因 ③健康障害に対する患者の持つ力・意志力・知識の強弱		①治療・看護の質と量 ②患者の持つ力・意志力・知識の強弱		退院レベル ①自立している ②自立できている ③必要な時手助け ④不足の部分の手助け ⑤全面の手助け
	アセスメント		看護診断・計画立案・実施・評価		
		死			

図1　看護過程の構造

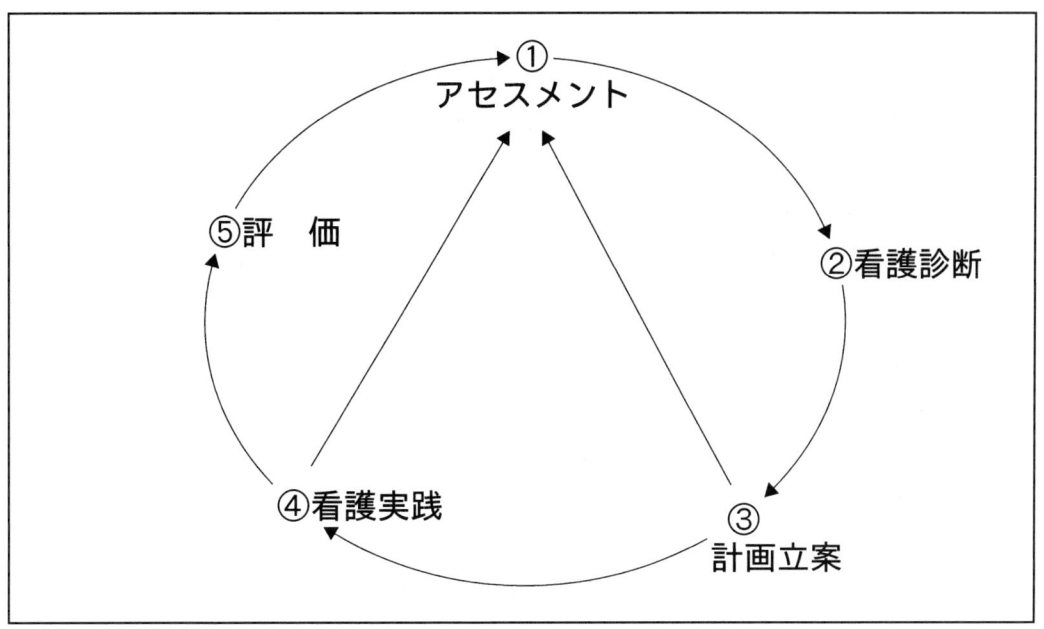

図2　看護過程のサイクル

（1）4つのサイクル

看護過程の中に看護診断を位置づける前のサイクルで，情報収集から問題の明確化までがアセスメントであると考えられていました。

　　　　アセスメント－計画立案－実践－評価

（2）5つのサイクル

現在の看護過程は，この5つのサイクルを言います。

　　　　アセスメント－看護診断－計画立案－実践－評価

2．第1段階　アセスメント

　アセスメントは「査定」と訳されますが，多くはアセスメントとそのまま使用しています。これは，観察により，対象の健康状態に関するデータをいろいろな面から収集し，現在の健康問題や変化を看護の立場から科学的知識（過去の経験をもとに将来に向けて，一般的に役立てる観点からまとめられた知識や法則）に基づいて検討することによって，対象の特定の健康問題を導き出す活動のことを言います。

1）データと情報の違い

・データとは，まだ評価されていない原資料を言います。
・情報とは，データの状況に対して伝達者へ特定の評価が含まれているものです（これには，どのような理由で報告するのか報告者の意図が潜在しています）。

例：3人の患者がいます。それぞれの体温は，Aさんが38.5℃，Bさんは36.5℃，Cさんは34.5℃となっています。どの対象に健康問題が潜んでいると思いますか。それはどのような理由からでしょうか。考えてみましょう。

2）看護に必要なデータ

対象を全人的に理解し，看護診断するためには多方面からの観察が必要となります。アセスメントの主な活動は情報収集です。

（1）疾病に関するデータ

疾病（病状）や傷病の経過，病理，治療方針，治療内容，検査結果など

（2）日常生活行動に関するデータ

日常生活行動，生活パターン・生活様式など

（3）心理的側面に関するデータ

性格や気質，精神状態，人間関係，疾病の受け止め方や対処の仕方など

（4）社会文化的背景に関するデータ

家族構成，役割，職業，入院が及ぼす経済的変化・家族変化など

3）情報の種類

（1）主観的情報

患者・家族の言葉によって表現された考え，感情や症状などの訴えなどです。

（2）客観的情報

看護師や保健医療従事者が直接観察した事実，検査データや診療所見などがあります。

（3）情報源

① 患者本人・家族からの情報
② 患者の診療録，看護記録
③ 測定，検査
④ 同室の患者，ほかの保健医療従事者

（4）情報収集の方法

情報は観察により系統的（アセスメントツールなどを活用）に，主観的・客観的情報を集めます。収集にあたり，疾病に関するデータは，医師記録や主治医から情報を集めます。日常生活行動に関するデータでは「1日の基本的欲求に基づいた生活をどのような方法で充足しているか」の視点で集めます。もし充足できていなければ，その理由や根拠も書きます。心理的側面に関するデータや社会文化的背景に関するデータは，入院時看護記録や医師記録で不足な場合は本人や家族との面接を通して集めますが，看護過程に必要としない情報収集は避けます。

＊アセスメントツールとして，下記のようなものがあります。
- ゴードンの11の機能的健康パターン
- V．ヘンダーソンの援助を要する14の基本的欲求の構成要素
- C．ロイの４領域のセルフケア
- D．Eオレムの３領域のセルフケア
- マズローのニードの５段階

（5）観察（看護観察）

フィジカルアセスメント技術や五感を使って観察します。

「視覚」
- 全身状態（姿勢，体位，体格）
- 運動機能（関節の動き，反応，麻痺）
- 顔貌，意識状態，顔色，皮膚の色，出血斑，血色，発赤
- 栄養状態（痩せ，肥満，血液検査，体重，身長）
- チアノーゼ，黄疸，浮腫，腫脹
- 創の状態（腫脹，出血）
- 打撲，骨折

  例として，上記のようなものが挙げられます。

「聴覚」
- 呼吸音，喘鳴，呻吟，音声
- 心音，血圧
- 腸管の蠕動音

  例として，上記のようなものが挙げられます。

「触覚」
- 皮膚の状態，体温，腫脹，乾燥，湿潤
- 脈拍（拍動，不整，強弱）
- 腫脹，浮腫，膨満，液体貯留
- 骨折

  例として，上記のようなものが挙げられます。

「臭覚」
- 体臭，衣類の臭気，室内環境
- 呼吸臭，吐物・排泄物の臭気
- 創の臭気

  例として，上記のようなものが挙げられます。

（6）観察の視点

看護の目で病気により対象が受ける身体的・精神的・社会的・文化的状況を見ようとす

る見方です。この看護の視点の前提となっているのが，看護の基本的概念としての人間，健康，看護(援助)，環境です。ロイでは「適応」，ヘンダーソンでは「自立」に当たります。

　ヘンダーソンの「自立」の概念を看護過程で活用していくには，この自立の中に含まれている看護の4つの基本概念を理解し，下位概念にどのように関係しているのか理解する必要があります。

　① 人間は，基本的欲求を持つ自立した存在である。
　② 健康は，自立した生命を維持するために基本的欲求が充足されている状態である。
　③ 看護は，自立できるように，人間の基本的欲求を充足する責任がある。
　④ 環境は，基本的欲求を充足する人間の自立能力に影響を与える。

　ヘンダーソンの看護観を活用して看護展開する場合は，「その人が自立にむけ不足している，体力，意志力，知識を助ける・補う」ことが看護になります。

　すなわち，看護の視点とは，自立できているか，また，その人が自らの生活を高めることに欠けている，あるいは不足している体力，意志力，知識はないかを見ようとする見方です。

（7）インタビュー

　患者や家族に直接質問して得る情報収集です。この観察方法は，患者の表情や態度などの観察が同時に行われるところに特徴があります。

（8）対象の今ある姿（健康問題としての全体像）を理解する

　対象の顕在的な健康問題や変化，潜在的健康問題の予測のために，対象を看護の視点で系統的に観察することから始めます。情報の収集にあたっては，現在ある症状や言動だけでなく，今までどのような経過をたどってきたか，また，これから新たに起こり得る健康問題を予測して考えます。

　情報はデータを科学的思考に基づいて評価したもので，必要なデータと不必要なデータをふるい分け，整理する必要があります。ここでは，不必要な情報を収集しないために，「何を」「どのように」関連づけたり，因果関係はどうかといった思考過程に沿った見方の知識が必要になります。

（9）関連図

　対象の今ある健康問題の全体像を系統的に描きだすものです。

〈関連図の演習〉

> M氏45歳，男性は某保険会社の課長である。妻38歳と娘16歳の3人暮らし。身長168cm，体重92kgである。肉類や天ぷら類が大変好きで，朝は駅で天ぷらそば，昼は外食，夜は接待などでお酒も飲む。たばこは1日25本ぐらいで，コーヒー好きで1日4～5杯は飲む。排便は3～4日に1回で普通量の硬便である。入院時の診断は心筋梗塞と高血圧である。入院時の血液検査データはWBC12,000，GOT106IU／mℓ，GPT56IU／mℓ，CPK11,550IU／mℓ，LDH210IU／mℓ，血圧190／92mmHgで，不整脈，冷汗と胸痛，息切れがあり，初期治療として絶飲食，絶対安静，酸素5ℓ，ウロキナーゼ45万単位／日，フランドールテープ2貼／日が処方された。治療の効果があり，息切れ，動悸，胸痛などの症状は消え，不整脈もなくなり意識清明となる。本人は「早く退院したい」と言っている。

※演習事例は，学生が基礎実習で受け持った事例を基に作成しています。

以上の情報を手がかりに，今後発生してくると予測される身体的・精神的健康問題を文献や必要なデータを関連づけながら図示してみましょう。

(10) 情報の分析と健康問題の特定

健康と不健康の因果関係を検討しながら，基本的欲求の充足に向けて援助を必要としている未充足の部分は何かを分析し，健康問題を特定します。

3．第2段階　看護診断

看護診断でアセスメントの目的は達成されます。

1）看護診断の定義

カルペニートは，「看護診断とは看護師が合法的に確定し，その確定結果に基づいて健康の維持・あるいは変化の予防・軽減・回復のために，独自にインターベンション（計画・実施）を指示できる個人や集団の人間の反応（健康状態や顕在的・潜在的相互作用パターンの変化）を表す一つの記述文である」[7] と述べています。

2）看護診断と医学的診断との相違点と関連性

もし，私たち（看護師）が医師と同じ健康問題を診断し対処するとすれば，2つの異なった職種を設ける必要はありません。これは医師法と保助看法にその業務は明らかにされているからです。

独自の領域の問題

・医師　疾病や障害の診断，検査，治療などに関する法的な責任があります。
・看護師　医師の守備範囲である疾病，障害，検査，治療による病理的状態，加えて環境

■ 関連図の演習―解答例

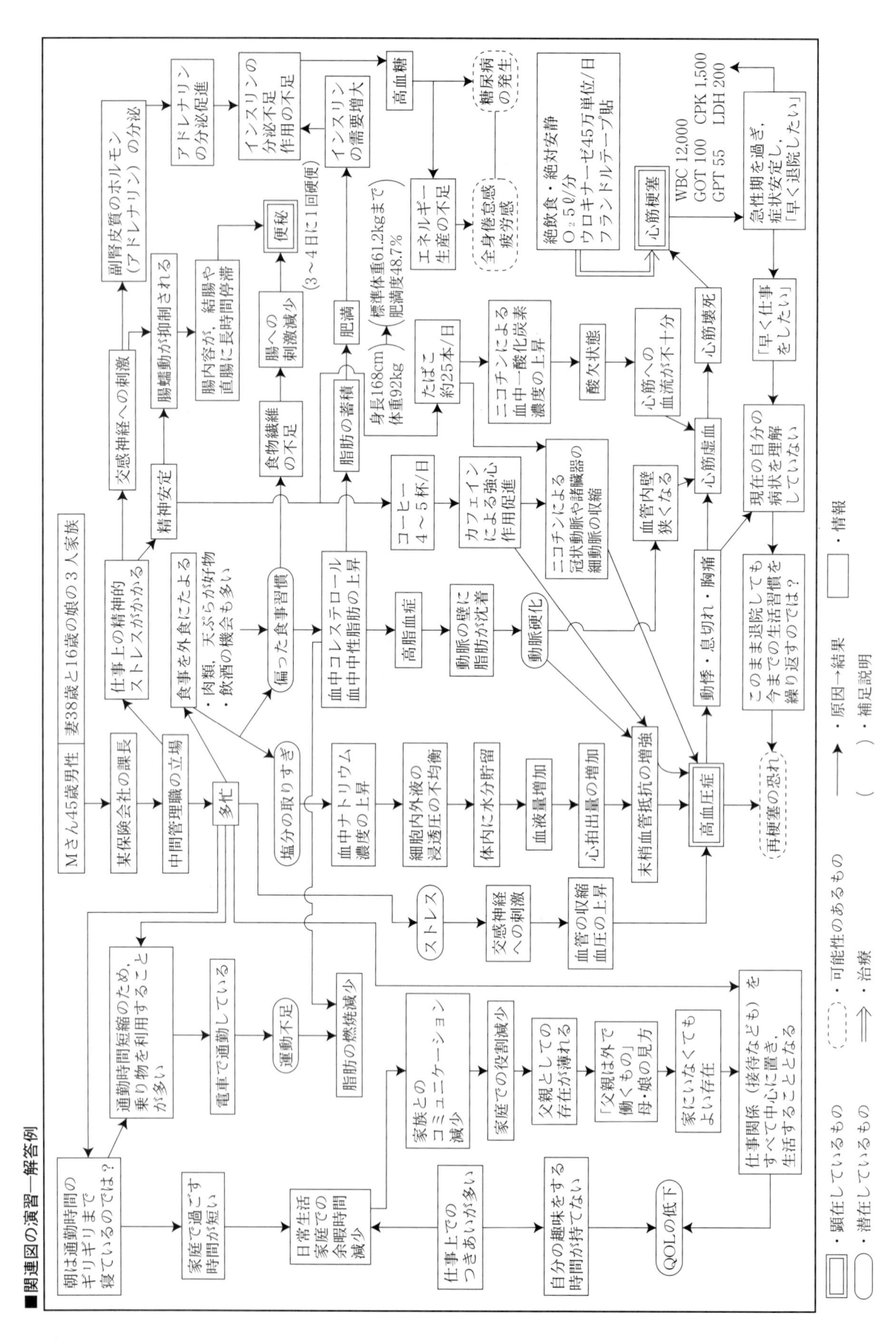

や個人的な状態，発達などが複雑に絡み合って出現する「健康問題に対する人間の反応」を診断し，独自に対処する責務があります。

つまり，医師の診断領域である病理的状態は看護上の問題である看護診断，共同の問題の重要な関連因子〈原因・誘引・危険因子〉になりますが，看護上の問題にはなりません。

これは，看護師が#糖尿病，#脳血管造影，#肝硬変などの病名や検査名などを看護上の問題としないこと，また病名を診断したり，検査・治療計画の立案・実施・評価をしないことからも明らかです。

看護師の役割は，医学的問題に対する状態の悪化や，死亡を防ぐために生理的合併症の発現と状態の悪化をモニターすることです。つまり，この医学的問題は医師の領域と看護師のモニター両方で管理します。このような医学的問題に対する看護師のモニターすべき問題を「共同の問題」＝二重焦点モデル[6]と言います。

すなわち，入院している患者すべてにある問題と言えます。

3) 共同問題の定義と記述方法

共同問題[8]とは病気，治療，検査などに伴って実際に起こる可能性のある合併症で，看護師が医師などのほかの保健医療従事者と共同して予防，軽減，解決しなければならない問題を言います。つまり，疾病や治療・検査に関連したもので，2次的に発現したり，状態の変化をモニターする生理的合併症を言います。

　　例：合併症の潜在的状態：不整脈（これを特定します）

共同問題では「潜在的状態」と書きますが，看護診断用語の潜在的状態の「○○のハイリスク状態」と混同して，「CP：不整脈のハイリスク状態」と書かないようにします（NANDAではリスク状態，カルペニートはハイリスク状態と表現しています）。

4) 共同問題に対する共同の目標（看護目標）の修飾語の考え方

共同の目標の表現は，対象の健康の度合いや健康度がどの方向に向いているかによって異なります。

・健康をどのようにして保つ，得るかといった目標
　「～の保持・増進」
・健康を侵す因子を未然に防ごうとする，医学的発見の立場からの目標
　「～の予防」
・病気になったら異常性をいち早く見出すための目標
　「～の発見」「～の早期発見」
・疾病の克服と，早く完全な健康体に取り戻せるようにするための目標
　「～の回復」

つなげる動詞

＊「～に努める」

　看護師の力を尽くして努力しようとする意味です。

客観的な方法で，顕在的な健康問題に対処して目的を達成しようとする目標です。

例：～の合併症の予防に努める

＊「～を図る」

　看護師が心の中で予測したもので，事態の重さ，長さを知るものでなく，主観的な方法で潜在的なものに対処して目的を達成しようとするものです。

例：～のコミュニケーションを図る

5）看護診断の種類と記述法[9]

（1）実在している看護診断

　原因があり，その原因による症状や徴候が現れているものです。

・記述法　問題のハイリスク状態＋関連因子

　P：便秘

　E：長期臥床に伴う運動量の減少

　S：1／3日，硬便，排便困難，食欲不振

（2）ハイリスクの看護診断

　原因はあるが，症状や徴候がまだ現れていないものです。

・記述法　問題のハイリスク状態＋関連因子

　P：便秘のハイリスク状態

　E：長期臥床に伴う運動量の減少

（3）可能性の看護診断

　原因はあると思われるが，データが不十分なために確定できない状態です。この診断は，臨床では目の前に患者がいるので特定に必要な情報を収集すれば，診断できるので臨床では使用しがたいと言われます。

・記述法　問題＋関連因子

　P：人工肛門造設によるボディイメージの変化に対する不安の疑い(があるかもしれない)

（4）ウエルネス（健康）の看護診断

　対象の状態や行動が正常で，良好な状態を保ち，適応している状態です。原因・徴候・危険因子は見られないものです。看護診断は健康問題を記述するものですから，NDと表現するには抵抗があると言われます。

・記述法　状態や行動の維持・増進

　　　　　良好な乳汁分泌の維持・促進

　　　　　効果的な生殖過程：子宮復古

（5）シンドローム型の看護診断

実在している看護診断，ハイリスクの看護診断がいくつか集まり構成されます。

6）診断のタイプと看護介入の焦点

（1）実在している（観察・確認することができ，存在している）看護診断
- 軽減したり，除去したり，増進したり（肯定的），モニターする。

（2）ハイリスク（このまま放置していたら，おそらく起こる）の看護診断
- 発症を予防し，モニターする。

（3）可能性（多分あるかもしれない）の看護診断
- 情報を追加し，除外または確定診断する。

（4）ウエルネス（健康）の看護診断
- より高いレベルのウエルネス（健康）を指導する。

（5）共同問題
- 状態の変化をモニターし，管理する。

4．第3段階　計画立案

看護計画とは，看護師が看護の対象である個人，集団の健康問題の予防・軽減・解決さらに，健康の増進を目指して，対象と一緒に立案する行動計画[4]を言います。すなわち，看護ケアを実践する援助計画を立てることを言います。

1）構成要素

- 看護診断の優先度の設定
- 期待する結果の設定
- 具体的援助計画の立案

2）計画立案の目的

- 看護師全員が患者・家族と一緒に進める活動の方向性になります。
- 看護師各員が各問題に対して，統一して継続的に実施されるものです。
- 観察，療法，教育に関する具体的な看護行為を示します。
- 看護師全員が看護実践した内容を記録する際に依拠する原案となります。
- 看護実践と記録および評価の比較照合の材料となります。

3）立案の手順

（1）看護診断に基づき援助する健康問題の優先順位を決める

マズローやヘンダーソンの構成要素による優先度を目安にしますが，必ずしもこのとおりには決められません。筆者は，以下のように決めています。

　　1位　1～8
　　2位　9
　　3位　10, 11
　　4位　12, 13, 14, その他

（2）優先度の考え

・健康・治療上に支障がない限り，患者や家族が望むケアを優先します。
・看護師の考える優先と患者が望む優先は，必ずしも一致しません。
・患者の心身の状態を考慮します。
・ほかの保健医療従事者の検査・治療計画を考慮します（看護師の一方的な優先は避けます）。
・あるケアを優先しなければ，ほかの問題を生じる恐れがあるか，援助効果が上がらない場合はそのケアを優先します。

4）期待する結果（基本的欲求の充足状態，基本的欲求の充足範囲）の設定

対象がどのように自立することを期待するのかを示すものです。つまり，目標が達成されたか評価できることを考慮します。

（1）目標の構成要素

□患者の具体的な行動で表します。
□単一の目標で，複数の達成目標を設定しません。
□患者が目標に到達したことを示す特定の行動を表します。
□行動を測定できる基準（量・時間・距離などを特定する）を設けます。
□目標が達成できる期日または時間を設定（これは患者への動機づけになる）します。

（2）目標の尺度

短期目標と長期目標があります。
短期目標は1週間くらいで達成可能な目標です。
長期目標は3～4週間くらいで達成可能な目標です。

（3）特定の行動を表す語句を使用する

歩く，示す，飲む，表現する，説明するなど。
例えば，「患者は食生活を改善する」のような抽象的な表現ではスタッフ間で共通な行動はできないと思います。

「患者は〇〇日までに，毎日1,800kcal摂取する」と具体的に特定された行動を表した語句を使用します。

（4）患者に焦点を当て，看護行為には当てない

「（看護師は）患者が1日2回6m歩けるよう援助する」ではなく，

「（看護師の力を借りずに）自力で1日2回廊下を6m歩けることができる」

と患者の行動に焦点を当てます。

（5）医学的な指示を考慮する

「自力で1日2回6m歩けることができる」と設定する前に，医学的な指示で活動の制限などはないか確認します。

（6）理想化した，期待する結果を掲げない

患者の状況を考慮する。年齢，性別，教育レベル，知的レベル（認知症など），宗教的背景，異文化，患者への支援，生活状況，入院期間，身体的・精神的活動能力，社会経済的状態などを考慮して患者の健康回復に向けた，期待する結果を考えます。

（7）修正／変更

患者が目標に到達するうえで，問題などが生じたら修正します。

歩行器から杖歩行が開始になった患者に，そのことが「不安」になっている場合などは杖歩行ができるより，不安が解消される援助が優先になります。

5．第4段階　看護実践

対象の基本的欲求の未充足を見極めて援助計画を立てます。

対象に合った目標であっても，援助計画が適切でなければ役に立ちません。

□援助計画の種類（第4章参照）

援助活動は，看護師の責任の範囲内で直接対象に働きかける直接援助活動と，医師などの保健医療チームと共同して行う間接的援助活動があります。

直接的援助活動は生活の援助が主になりますが，それには以下のようなものがあります。

- 身体的援助

  ヘンダーソンでは，力になります。

- 精神的援助

  ヘンダーソンでは，意志力になります。

- 教育的援助

  ヘンダーソンでは，知識になります。

このほかに，援助の効果を測定し，観察，評価するための看護観察活動があります。

間接的援助活動は，健康障害に対して保健医療チームと共同して看護師が行う援助行為です。

・治療的援助

　このほかに，合併症の出現を早期発見するための観察などがあります。
□問題となる症状や徴候の緩和，消退に立ち向かった援助計画を考えます。
□患者それぞれの援助計画を考えます。

　年齢，性別，教育背景，健康レベル，精神身体機能，対象の価値観などを組み込みます。
□指導内容は，一般なものではなく，その人に合ったものにします。

　（目の不自由な患者には，綿密な教育パンフレットは不必要であるように）
□援助計画の記載は，「〜の目的のために〜を行う」といった援助結果が評価できるように，看護の理由や目的行動がわかる表現をします。

　例：肝機能障害の治療のために，食後30分の安静が必要なことを職場に明らかにするように勧める。
□患者の安全安楽に気を配った段階的な援助内容で立案します。

　ベッド上で端座位開始になった患者であれば，どうすれば安全に端座位が行えるのか，具体的な指導内容であることが大切です。

6．第5段階　評価

　看護過程の最終段階です。
　実践した看護行為に対してどのように変容・変化したか，行動変容・変化に対して評価します。

1）何を評価するのか

□身体面の評価

　身体的な評価は生理学的な測定や測定器具などを用いて評価します。
　・呼吸では，呼吸状態の緩和
　・体温では，異常高体温から平常温
　・食事では，摂取量の増加，栄養状態の評価の好転
　・体位と移動では，関節可動域の増大や車いすへの自力移動
　・衣生活では，自力での更衣
　・医学的治療処置およびその他の治療による効果　など
□精神面・社会面の評価

　精神面の評価は測定者の主観に左右されることも多いので，妥当性や信頼性を高めるためにいくつかの側面から評価します。
　・痴呆の状態を測定するためのHDS－R
　・入院や手術に対する不安や情緒的変化

- ・健康障害やボディイメージの変化の受け入れ
- ・制限された環境への適応
- ・看護や治療への参加と受け入れ
- ・地域社会・職場・家族の協力　など

2）看護過程の評価

- ・目標の到達度に達しましたか。
- ・看護過程の各プロセスにおける判断過程は適切でしたか。また，患者の安全性は保たれましたか。

3）具体的な評価の方法

- ・行った援助は対象に合ったもので，効果的でしたか。
- ・患者の目標・共同の目標に到達しましたか。
- ・健康状態に変化が見られましたか。

　これらの自己質問によって，次のような変化が生じるであろうと予想されます。
① 状態の変化
② 行動の変化
③ 価値観の変化
④ 理解度の変化

　これらの変化はあったのか，どの問題が解決され，何が解決されていないのかを整理します。評価の結果，問題が解決されたと判断した時は継続をとりやめ，具体的援助行為の末尾に日付を記します。

　　例：肝機能障害の治療のために，食後30分の安静が必要なことを職場に明らかにする
　　　　ように勧める。6／5

　解決されない問題については再度アセスメントを行い，計画を立て直したり，実践方法を修正します。

　　例：排便の変調：便秘　6／5　ND 5 に変更

引用・参考文献

1）松岡　緑：意識調査にみる看護過程の使いこなし，ナースデータ，Vol.10，No.8，P.6～16，1989.
2）小玉香津子他編集：日本の看護（第16回ICN大会），日本看護協会出版会，1977.
3）南　裕子：日本における看護過程の課題，看護MOOK，No.18，P.7～12，1986.
4）ガートルード　トレス著，横尾京子他訳：看護理論と看護過程，医学書院，1994.
5）内藤寿喜子他著：新版看護学全集（14）基盤看護学2，P.51～53，メヂカルフレンド社，1992.
6）高木永子：問題解決としての看護過程に関する臨床実習指導，NURSE＋1，Vol.1，No.9，1991.
7）リンダJ.カルペニート著，日野原重明監訳：看護診断ハンドブック，新訂第2版，医学書院，1995.
8）前掲7）
9）前掲7）
10）松木光子：わが国の看護診断の発達経過，看護，Vol.46，No.13，P.88～95，1994.
11）高崎絹子：看護のリアリィティの迫る看護理論を目指して：V.ヘンダーソンの"看護過程"批判をめぐって，P.122・1068～134・1080，月刊ナーシング，1984.
12）ヴァージニア・ヘンダーソン著，湯槇ます，小玉香津子訳：看護の基本となるもの，日本看護協会出版会，1997.
13）高木永子：問題解決としての看護過程に関する臨床実習指導，NURSE＋1，Vol.1，No.8，1991.

第4章
ヘンダーソンの看護観に基づいた看護過程

　第1章でヘンダーソンの看護に対する考え方は，看護の独自機能として自立に向けて「患者に"力を貸すこと"が看護師の第一義的な看護の活動であり，体力や意志力あるいは知識が不足しているために"完全な"，"無傷の"，あるいは"孤立した"人間として，欠けるところのある患者に対してその足りない部分の担い手になる」という考え方を学習しました。そして，ヘンダーソンは看護の定義の中に看護の主要観念として，「人間」「健康」「看護」「自立」を明らかにしていますが，その命題は「各個人，とりわけ，不健康にある個人に対して自立という目標に向かって手助けする」ことであると示しました。また，第2章「看護過程とは」では，その本質と流れについて学習しました。

　この章では，ヘンダーソンの看護に対する考え方，看護観を基に看護過程のモデルを学習し，看護過程を実際に応用展開していくために必要な基礎的知識について理解しましょう。

1. ヘンダーソンの看護に対する基礎概念

1）看護観

　看護実践は，対象にとってどのような援助としてとらえればよいのか。

2）人間観

　人間を，看護はどのような対象としてとらえればよいのか。
　看護師の日々の看護実践は以上の看護観，人間観によって左右される[1]と言われます。これは，対象をどのような存在として見るのか，その見方によって看護も変わるということです。

例えば，あなたが深夜勤務で，ある年長のご婦人に朝食を配膳したとしましょう。その時，そのご婦人が朝食についている牛乳を見て，「私，冷たい牛乳はダメなんです。下げて」とあなたに言われました。このご婦人の「冷たい牛乳はダメなんです」をわがままと受け取るか，その人の基本的欲求として受け取るかで，その後の看護方法も変わるということです。

　ヘンダーソンの看護観の核心は「生理学的平衡理論をふまえた…"人間の基本的欲求"…」としての人間行動にあると言っています。この考え方は，彼女の著書『看護論』で「健康を害した人間はしばしば逃避的な行動に出るが，逃避こそが満たされ得る唯一の基本的欲求であるといえるのである（P.17）」と述べているように『看護の基本となるもの（＊）』の中に見ることができます。

　ヘンダーソンは，人間観について健康な人間と病人とを分けて，以下の6つの存在であると言っています。

　人間は，
（1）人間ふたりとして同じ者はいず，各人はそれぞれの独立の様式をつくりだす（＊P.20）

　したがって，
（2）健康，あるいは健康の回復（あるいは平和な死）に資する（寄与する）ような行動（行為）をする。（＊P.11）

　つまり，「あらゆる人間が共通の欲求を持っているがゆえに基本的看護は同一であるが人間は二人として同じ者はいず，各人はそれぞれ独立の様式を作り出すようなやり方で自分の欲求を読みとる…（＊P.20）」と述べています。

　患者は，
（3）「日常の行動をするうえで，体力，意志力あるいは知識の点で患者に不足のある場合…（『看護論』P.32）」それを補う必要があると考えています。

　いわゆる"完全な"，"無傷の"，あるいは"独立した"人間として欠けるところのある患者…（『看護論』P.23）

　また，
（4）看護師は「患者にその体力，意志力あるいは知識に不足がある場合に（『看護論』P.33）…（他者に助けてもらうことによって）…かつ患者が自分の力のゆるす限り正常な生活が送れるようにさせるべく，たゆみのない援助活動をしようと努力する…（『看護論』P.41）」

　そして，
（5）この援助によって，健康，あるいは健康の回復（あるいは平和な死）に寄与するような行動をすることができると言っています。

　さらに，

（6）看護師は「患者の基本的欲求を満足させ，かつ患者が自分の力のゆるす限り正常な生活を送れるように…（『看護論』P.72）」独立性を獲得させるという目標を示しています。

そして，各人が健康，あるいは健康の回復（あるいは平和な死）に寄与するように，その生活行動の14の基本的看護の構成要素一つひとつに"〜を助ける"と看護の守備範囲を明確にしています。

ヘンダーソンの看護の定義から，健康な対象に対する人間観を「人間は呼吸，食事，排泄など，14の基本的欲求に基づく人間の生活行動を，自分自身の持つ体力，意志力，知識により自立して充足できる全体的な存在である」と言っています。

病人に対する人間観は「基本的欲求を変容させる病理的状態」および「基本的欲求に影響を及ぼす常時存在する条件」によって，患者自身の持っている体力，意志力，知識の不足をもたらして，14の基本的欲求に基づく人間の生活行動に変容を来す存在[2]であると言っています。

2．ヘンダーソンの看護観

「基本的欲求を変容させる病理的状態」および「基本的欲求に影響を及ぼす常時存在する条件」が，患者自身の持っている体力，意志力，知識が14の基本的欲求の充足にどのような影響を及ぼしているのかを考えながら，基本的欲求の未充足状態を解釈，分析し，不足している基本的欲求を補う，あるいは手助けするよう援助することである。そして，最終的には「患者が持っている体力，意志力，知識で14の基本的欲求の充足が自分ひとりで行えるような状態にもたらすことである」と明言しています。

3．ヘンダーソンの看護観に基づいた看護過程

ヘンダーソンの看護に対する考え方から，看護過程のシステムを構築してみれば，とりわけそのアセスメントの中心となるものは，病人に対する人間観に集約されます。すなわち「看護の対象が，何によって，基本的欲求の未充足を引き起こしているのか」を明らかにする過程と言えます。

1）アセスメント

アセスメントの最終段階は，対象の基本的欲求の未充足を明らかにすることです。ヘンダーソンの考え方に従えば，第1段階としてアセスメントに必要な情報は「14の基本的看護の構成要素」「基本的欲求を変容させる病理的状態」「基本的欲求に影響を及ぼす常時存在する条件」の3つの側面からなります。

(1) 情報
① 基本的欲求に影響を及ぼす常時存在する条件

　その人が生まれてから現在に至る姿，つまりその人個人，Aさんという人を特徴づけるものです。この常在条件は，患者の基本的欲求やその人の生活の自立に影響を及ぼす，常に存在する条件はないかアセスメントします。

　例としては，下記のようなものが挙げられます。

表1　基本的欲求に影響を及ぼす常時存在する条件

- 年齢，性別
- 性格，気質，情動状態，癖
- 社会的，文化的，経済的状態
- 家庭内での位置づけ，家族間の人間関係，単身者，単身赴任中
- 生理的発達，知的程度
- 生理的老化現象（老眼，入れ歯，骨粗鬆症など）
- 体型（やせ・肥満・筋肉型）など

『看護の基本となるもの』P.23から一部引用追加

② 14の基本的欲求の構成要素（基本的欲求に基づく生活状態）のアセスメントツール

　対象が基本的欲求に基づいて充足した日常生活を送っているか，または誤った生活様式でその人が充足した日常生活を営むにあたって補う，あるいは手助けする部分はないか，その人の生活に視点を当てます。

　ここでの（1）〜（17）の基本的欲求に基づいた生活状態は，それぞれが独立した存在としてみなすものでなく，相互に影響し合い日常生活を営んでいるものとしてとらえます。例えば，（9）身の回りの有害物を取り除き，危険を避け感染への抵抗力を保つことができるかを考えてみますと，（2）適切な飲食により，必要な栄養素や水分をとり，食事を楽しむことができているかでは，いくら食の基本的欲求を満たすことはできてもO-157の細菌のように目で確認することができないので，摂食の前に危険回避できず，死に至るような食中毒を引き起こすといった結果を生じるわけです。

- 呼吸
　生体組織への酸素供給が十分にあり，正常に呼吸できているか。
- 飲食
　適切な飲食によって，必要な栄養素や水分を取り，食事を楽しむことができているか。

- 排泄
  あらゆる排泄経路（皮膚，尿道，肛門，手術創）から排泄することができているか。
- 運動，活動，姿勢，体位変換（肢位を定める，移動する）
  自由に身体を動かしたり，適切な姿勢・体位（歩行，臥位，体位変換など）を保持することができているか。
- 睡眠，休息
  適切な睡眠および活動と休息のバランスを保つことができているか。
- 衣服
  季節，時間，場所などその時々に合った，適切な衣服を選び，皮膚の保護や衣服を着脱したりすることができているか。
- 体温
  環境変化などに対応して衣服を替えたり，体温や血液循環が生理的状態にあるようにすることができているか。
- 清潔
  身体を清潔に保ち（衛生管理），身だしなみや身辺の清潔を保つことができているか。
- 安全／危険
  身の回りの有害物を取り除き，危険を避けて感染への抵抗力を保つことができているのか。
- コミュニケーション
  自分の感情や欲求，恐怖などを表現して他人に伝えることができているか。
  正常に知覚，認知し，人と望ましい関係を維持することができているか。
  望ましい夫婦・家族関係を維持発展させることができているか。
- 宗教
  自分の信仰に従った建設的な価値観や信念に基づいた行動がとれているか。
- 生産的な活動，社会活動
  社会的および患者役割を遂行でき，何かをやり遂げたいという充実感や達成感を持つことができているか。
- 遊び，レクリエーション
  遊びあるいは，いろいろなレクリエーション活動に参加することができ，自分なりにレクリエーションや気分転換することができているか。
- 健康についての学習
  新たな学びや好奇心を満足させ，学習により入院や病気を自分なりに受け止めて対処することができているか。

③ 基本的欲求を変容させる病理的状態

その人の基本的欲求や自立した生活に影響を与える健康問題や条件はないか，健康

問題の全体像（関連図）を見るものです。

関連図の中で病理的状態を描く場合、特に留意すべき点はその人を多面的にとらえることが大切です。つまり、その人の常在条件や生活状態が身体に何らかの病理的変化（炎症，腫瘍，出血，梗塞）を与え、健康障害を引き起こしているといった病態図を描くことが要になります。そして、この病態図から関連図を展開していく場合、病理的状態が、どのような過程で、その人に生活障害を引き起こしているかといった視点で考え構成することが、対象の健康障害の全体像を見る学習になります。

例としては、下記のようなものが挙げられます。

表2　基本的欲求を変容させる病理的状態

- 健康歴
- 健康障害の特徴（高体温，低体温，外傷，手術前後，ショックなど）
- 検査データの異常所見
- 治療

『看護の基本となるもの』P.23から一部引用追加

（2）基本的欲求の変容と未充足

アセスメントの2段階になります。この段階がヘンダーソンの看護に対する考え方の「要」となるようです。

先程の14の基本的欲求に基づいた生活行動が自分で充足できているか、またできていなければ、何が原因となっているのかを検討します。この原因が「基本的欲求の未充足」の因子になるわけです。

この原因を引き起こしている、与えている因子が「基本的欲求に影響を及ぼす常時存在する条件」であり、「基本的欲求を変容させる病理的状態」であったりするわけです。

すなわち、この「常時存在する条件」と「病理的状態」が対象の14の基本的欲求に影響を与え、生活が充足されていないということになります。

```
病理的状態
            が原因で　→　基本的欲求の未充足状態を引き起こす
常時存在する条件
```

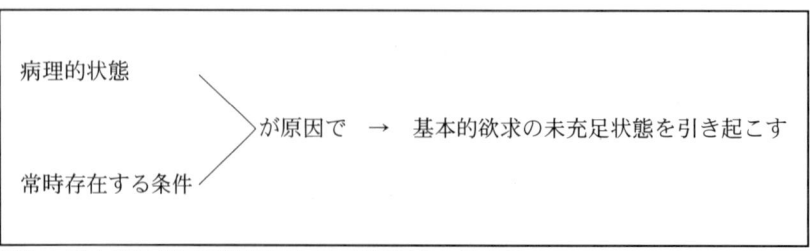

図1　基本的欲求に影響を与えている原因となるもの

（3）情報の分析・解釈・臨床判断および統合

アセスメントの3段階になります。ここでは「基本的欲求を変容させる病理的状態」や「基本的欲求に影響を及ぼす常時存在する条件」が基本的欲求の充足にどのように影響し，患者の健康問題や変化を引き起こしているのかを分析・解釈します。

14の基本的欲求の充足に変容を来している原因から，未充足を来している意味を考えます。また対象の自立に向けて障害となっていることや，看護の方針を明らかにします。

ここで分析や解釈をすることによって，現在起きている健康問題や潜在している問題について臨床判断します。臨床判断された問題一つひとつを併せ，基本的欲求の未充足状態を特定します。

2）基本的欲求の未充足の診断

アセスメントの最終段階になり，対象の基本的欲求の未充足は何かを特定します。看護診断用語の表現とヘンダーソンの用語の表現を比べてみれば，以下のようになります。

① 「基本的欲求の未充足状態の診断」……………………………………看護診断
② 「基本的欲求を変容させる病理的状態」………………………………原因，関連因子
③ 「基本的欲求に影響を及ぼす常時存在する条件」……………………原因，関連因子
④ 基本的欲求の未充足の反応……………………………………………臨床症状
　・体力の面で基本的欲求の未充足となっている反応
　・意志力の面で基本的欲求の未充足となっている反応
　・知識面で基本的欲求の未充足となっている反応
　・健康と比較して逸脱している症状や検査・測定データなどの測定値

3）計画立案

患者自身の持っている体力，意志力，知識を獲得し，必要とする基本的欲求の充足ができるようになるための援助計画を立案します。

ヘンダーソンは「人間ふたりとして同じ者はいず，各人はそれぞれの独立の様式をつくりだす（＊P.20）…いわゆる"完全な"，"無傷の"，あるいは"独立した"人間として欠けるところのある患者（『看護論』P.23）と言っているように，一般的な計画ではなく，対象の年齢や性別，身体面や精神面を考えてその人固有の計画を立案します。

4）実践

ヘンダーソンは次のように述べています。
「私は基本的ケアとは，以下に記すような行動（14の看護の基本的看護の構成要素）に関して患者を援助すること」。

「患者の体力，意志力あるいは知識に不足がある場合にはそれを補うのが自分であると認識している看護師ならば，…彼を知り，彼を理解し，"彼の皮膚の内側に入り込む"努力をするだろう。…それをするためには，相手の言葉によく耳を傾け，また言葉以外の動作に絶えず観察の目を注ぎ，それを解釈しなければならない。また相手の身になって考えるためには，看護師は自分自身をよく理解する必要があり，さらに患者の基本的欲求に専念しようとする自分の気持ちや，患者の基本的欲求に役に立つ対応を妨げるような感情を認識している必要がある。すなわち看護師は，自分の感情や思考のうち，患者との間の相互理解を発展させるようなものを選択して表現する自発性を求められるのである（『看護論25年』P.51)」。

つまり，対象の生活行動が健康に寄与するものであるように，自分の許す限り14の基本的欲求に基づいて健康的な生活が送れるよう体力と意志力，あるいは知識の不足を補うための特定の援助をすることです。

5) 評価

ヘンダーソンは評価について，次のように述べています。

14の看護の基本的看護の構成要素に関して，「患者が助けなしに自分一人で行えるような状態をつくりだすこと，である（『看護論』P.24)」と言っています。つまり，14の看護の基本的看護の構成要素の行動は「看護の評価に使えるというのが私の考えである。いいかえれば，患者がこれらの行動をどの程度自分でできるようになるまで看護師が援助したか，その程度がそのまま看護師の成功度を示すものなのである。患者の独立が不可能な場合は，患者が自分の限界もしくは避けることのできない死をどの程度受け入れるようになるまで看護師が援助したか，それが看護の評価を決定するはずである（『看護論』P.25)」。

すなわち，患者の未充足となっている部分を強化すること，また健康問題による制限内で患者はできるだけ有意義に過ごすことはできたか，さらに患者の最終目標としての自立を助けることはできたかについて，「どの程度」できるようになったか，また自立することはできたかどうかを自問自答することです。

このことをヘンダーソンは「評価の最終目的は…自己批判の力をつけさせ，自分の成功と失敗，およびそれらの原因を確認できるようになる（『看護論』P.98)」と述べています。

4．ヘンダーソンの看護観による看護過程のシステム

① アセスメント
　　1段階　情報収集　　　基本的欲求に影響を及ぼす常時存在する条件
　　　　　　　　　　　　　基本的欲求に基づいた生活状態
　　　　　　　　　　　　　基本的欲求を変容させる病理的状態
　　2段階　　　　　　　　基本的欲求の未充足の発生要因を明らかにする
　　3段階　　　　　　　　基本的欲求の未充足の解釈・分析と統合
　　　　　　　　　　　　　（顕在・潜在・可能性の問題について臨床判断する）
② 看護診断　　　　　　　基本的欲求の未充足状態の診断
③ 計画立案　　　　　　　基本的欲求の充足・強化・補填への援助活動
④ 実施
⑤ 評価

引用・参考文献

1）松原まなみ：看護診断でアセスメントに変わるか？, 教務と臨床指導者, Vol. 7, No. 3, P.35〜45, 1994.
2）前掲1）
3）ヴァージニア・ヘンダーソン著, 湯槙ます, 小玉香津子訳：看護の基本となるもの, 日本看護協会出版会, 1997.
4）V.ヘンダーソン著, 湯槙ます, 小玉香津子訳：看護論－25年の追記を添えて－, 日本看護協会出版会, 1994.
5）花岡真佐子：ヘンダーソン理論の利点と限界, リーダーナース, Vol. 4, No. 4, P.37〜44, 1991.
6）鈴木良子：アセスメント能力を育てるための取り組み, 教務と臨床指導者, Vol. 7, No. 3, P.10〜25, 1994.
7）高崎絹子：看護のリアリティの迫る看護理論を目指して, V.ヘンダーソンの"看護過程"批判をめぐって, P.122・1068〜138・1080, 月刊ナーシング, 1984.

◆──第5章
看護過程ガイド

Ⅰ．アセスメント

　対象の基本的欲求の未充足状態について明らかにする（看護診断）ために，対象のあらゆる面について意図的に，かつ系統的に情報収集する活動です。ヘンダーソンの看護観による看護過程を展開する場合，3段階のアセスメントを行います。

1．看護過程　様式1号　アセスメント

患者アセスメントデータ（基本的欲求に影響を及ぼす常在条件）
　アセスメントの1段階－1にあたります。対象の年齢，性別，社会・文化的状態などの"常時存在する条件"しての個人の姿を特徴づけるデータです。

1）学生氏名

　個人を特定できる学校名と学籍番号は記載しません。

2）実習病棟

　実習施設名は記載しません。実習記録の管理などで必要とする場合のみ記載します。

3）実習期間

　ケーススタディなどの学習で必要とする場合のみ記載します。

4）患者氏名

　実名（フルネーム）で記載せず，「Y氏，O氏など」と記載します。

性別は男，女いずれかを○で囲みます。性別が不明（性転換など）な場合は，主治医の判断に任せます。

5）年齢

生年月日の表記は，20歳代，50歳代と記載します。
例：S 26年2月1日の場合は，50歳代と記載します。

6）住所

居住している県および市レベルで記載します。ホームレスと明らかな場合は，ホームレスと記載します。
例：福岡県，北九州市

7）健康保険

看護過程で必要とする以外は記載しません。

8）受診方法

単独独歩，家族同伴，救急車など，どのような方法で受診したか記載します。

9）主訴

どうあって受診したのか，患者の言葉をそのまま記載します。
例：おなかが痛い

10）診断名

主治医のカルテに記入されている，確定および疑いの診断名を記載します。

11）合併症

現診断名に併せて持っている場合は，健康障害名を記載します。

12）既往歴

原則として，現病歴に関与しない既往歴は記載しません。患者の以前の健康状態，または病気の状態を意味します。生まれてから今までに，入院するような病気で医療機関を訪れたことはなかったかどうか，過去の健康状態を記載します。記入にあたっては，発達段階（発症年齢・発症年）ごとに順次記載していきます。

13）現病歴

今回，受診した理由，病気の発生から受診までのいきさつを記載します。記入にあたっては，いつ，どこで，誰が，何を（が），どのようにして，どうなったのか，の手順で要領よくまとめます。

14）受け持ち時の状態と治療方針

長期入院患者の場合は，入院時の状態と受け持ち時の状態に格差があります。入院時の情報と併せて，今ある姿の情報をかいつまんでまとめます。この情報は，今このような状態にある患者を受け持ち，看護計画を立案し，看護の対象にしていますといった，担当ナース（学生）の意思表示でもあります。

また，受け持ち時の主治医の治療方針も明らかにします。これは，治療と看護が遊離しないようにするためと，主治医の治療方針に合わせた看護を提供するためのものです。

15）嗜好品

健康に影響を与えるたばこ，アルコールをどの程度たしなんでいるのか量を記載します。記載にあたっては，入院前と現在を比較して記載します。

16）入院年月日

入院した年月のみ記載します。

17）血液型と輸血歴

血液型はA，B，O，ABのいずれかを記入し，Rh＋，－はいずれかを○で囲みます。輸血の既往は有・無のいずれかを選択し，○で囲みます。

過去に輸血を受けたことがあるかどうか，その有・無のいずれかを○で囲みます。

18）アレルギー

- 吸入抗原　——花粉，塵埃，ハウスダスト　など
- 食物　　　——さば，卵，牛乳，そば　など
- 薬物　　　——抗生物質（薬品名），メチロン，バファリン　など
- 接触因子　——アルコール，金属，プラスチック，ゴム　など
- 物理的因子——寒冷，太陽，照明　など

アレルギーの原因となっているものを具体的に記載します。

19) 感染性因子

バクテリア，性病，真菌，ウイルス，エイズ，寄生虫，HB抗原などを記載します。

20) 家族構成

本人と家族との位置関係を図で示します。2親等（本人からみて両親，配偶者，子ども，兄弟）まで記載します。同居者は○で囲みます。

記号は男性□，女性○，本人は□・◎のように二重で記し，死亡は■・●で記します。

家族の年齢は患者の年齢と同様に，20歳代，50歳代と記載します。死亡およびその原因については，看護過程に必要とされる以外は記載しません。

家族の健康状態は，家族の健康状態が患者に影響を与えるものを記載します。

例：夫も入院しているので，本人が夫の身の回りの世話をしなければならない。

21) 本人の健康状態が家族に与える影響を記載

例：生計者であるので，入院すると家庭経済に影響する。
　　本人が入院すると，家族（老親）の面倒を見る者がいない。

22) 家族性疾患・遺伝

家族の誰に以下の遺伝性疾患があるか家族構成のツリーに記載します。
- 高血圧，心臓病，がん，高脂血症，肥満，リウマチ，痛風，アレルギー，精神障害，腎臓病，血液疾患，てんかん

23) 家庭内での役割

扶養者，養育者，権威者，隠居，被扶養者などを記載します。

24) 相互関係（家庭内の人間関係）

キーパーソンは，家族の中で患者が最も信頼している人を記載します。

家族間の交流，人間関係，つながりなどです。

面会の状況はどうか，頻度や面会時間を記載します。

家族の面会が頻回にあるからといって，家族間の人間関係が良いとはいえないこともあります。

25) 1日の生活様式

入院前の1日の生活様式のあり方と，入院後の生活のあり方を24時間で記入します。これは，患者のタイムスタディの計算や不健康な生活様式はないか，また基本的欲求に沿っ

た入院生活はできているのかを調べたりする場合に活用します。

ここには，病棟の流れとしての日課を記載するのではなく，本人がどのように24時間を過ごしているのかを記載します。

26）発達段階

患者の健康を発達的に評価する情報です。

（1）身体的側面

身体的側面を評価します。身長と体重および肥満度を記入します。

四肢麻痺機能低下があれば，左右の握力，動き（徒手筋力テスト：MMT）をアセスメントします。

ADL（日常生活動作）状況は自力独歩，車いす，歩行器，杖歩行，介助で何が可能かをアセスメントします。長期入院の場合は，入院後の変化，今の状態をアセスメントします。

自助能力は，視力では眼鏡（近視，老眼など）を必要としているか，聴力では補聴器を必要としているか，言語では手話で対話ができるなど，患者の身体的・機能的側面を助けている補助機能を記入します。

月経は，順・不順か，周期は何日型か，初経は何歳の時か，また閉経は何歳の時かを記入します。

排泄は人工肛門（ストーマ）や人工膀胱を増設していないか，また皮膚においては，痛覚や知覚障害，手足のしびれはないかをアセスメントします。

（2）認知的側面

物事に対する理解力はあるか，看護師の面接やその時の話の内容を理解できているか，話の道筋は途中からそれていないかをアセスメントします。同時に見当識（今いる場所はどこですか，今日は何月何日ですか，どこに住んでいますか，などを質問する）や意識状態・レベルの程度はどうか，認知症度のアセスメントは簡易認知症テストなどを活用してアセスメントします。

（3）心理・社会的側面

患者のパーソナリティ，性格，家族以外の人間関係・交流，職業および可能であれば地位と役割，学生であれば何年生か，仕事・学校に満足しているかなどをアセスメントします。

（4）家庭内外の環境

退院後の生活動作に支障はないか，家の構造やバリアフリーに問題はないか，また生活環境は健康に影響を与えるような因子はないかをアセスメントします。

2．看護過程　様式2号　アセスメント

基本的欲求に基づいた生活状態

1）基本的欲求の枠組み

　この枠組みは，アセスメントの1段階-2に当たります。情報収集は，ヘンダーソンの14項目の基本的看護の構成要素に合わせて，患者をより統合的に把握するために，（1）～（14）の基本的看護の構成要素に不足しているそのほかとして（15），（16），（17）を設けています。この枠組みに沿って，自力で充足できていない基本的欲求の（1）～（14）およびそのほかの生活状態を見ます。

2）基本的欲求の主観的・客観的情報

　アセスメントカテゴリーに沿って，（D）：データを主観的データ（Subjective data）《（S）（患者の言語，家族の言語的情報）》と客観的データ（Objective data）《（O）（看護師の客観的観察「体験」，測定した事実に基づいた情報）》を情報収集します。

　観察は，対象が独自機能（体力，意志力，知識）でどのような行為，状態で日常生活上の基本的欲求を自力，あるいはどの程度の助け・補いがあれば充足できるのかを，常在条件を踏まえた看護の視点（問診・視診・触診・打診・聴診など）でアセスメントすることが大切です。

　第4章の②14の基本的欲求の構成要素のアセスメントツール（P.64）で説明したように，（1）～（17）のそれぞれ独立した生活状態としてとらえるものでなく，相互に影響し合って日常生活を営んでいるものとしてアセスメントします。

3）アセスメントカテゴリー

　看護の守備範囲である，看護の基本的構成要素に基づいてアセスメントします。情報を収集するにあたっては，常在条件を含めて入院前の生活行動や入院後の生活状態を患者・家族との面接や看護歴・看護記録・医師記録，検査，フィジカルアセスメント（身体的計測やベッドサイドでの観察）などの情報源から収集します。

　アセスメントは，家族・本人とのインタビュー（主観的情報）などによる質問形式や，看護師の観察や測定・検査データなど（客観的情報）で行います。

（1）生体組織への酸素吸入が十分にあり，正常に呼吸することができているか
　〈基本的欲求の充足状態〉
　・組織への酸素供給が十分である
　・呼吸が安楽に保たれている

〈主観的情報〉
- 息苦しさはないか
- 労作など負荷がかかった時はどう対処しているか
- 息切れはないか，あればどのような時か
- 呼吸と胸痛などの他症状と関連はないか
- 今までに呼吸疾患にかかったり，手術を受けたことはないか
- 喫煙習慣と期間，1日の本数はどのくらいか
  また，喫煙習慣が身体に悪いということを理解しているか
- 職業や生活環境が呼吸障害を与えているものはないか

〈客観的情報〉
- 呼吸数
- 呼吸のパターン
- 呼吸機能検査
- 血液ガス分析
- 肺の雑音の有無
- 酸素マスクやカニューレの酸素療法を受けていないか
- 手術や治療を受けていないか
- 体位や姿勢に変化はないか
- 手指に変化はないか
- 胸郭の動きに左右差はないか

(2) 適切な飲食により，必要な栄養素や水分を取り，食事を楽しむことができているか

〈基本的欲求の充足状態〉
- 必要なエネルギーを摂取している
- 身体の代謝機能が正常に動いている
- 適切に組織へ栄養補給がされている

〈主観的情報〉
- 入院前の食事習慣（食事時間，回数，食事内容や好きな食べ物，嫌いな食べ物，間食など），偏食が体の栄養状態に変化をもたらすことを理解しているか
- 1日の必要水分や食物の摂取量は適切か
- 咀嚼障害はないか
- 嗜好品で，身体に悪い物はないか
- 味覚に変化はないか
- 食べ物が嚥下しにくいといったことはないか
- 嘔気・嘔吐はないか
- 食事と腹痛の関係はないか

- 気になる体重の変化（体重減少・増加）はないか
- 食欲，食思の変化はないか
- 食事制限や食事療法はしないか
- 舌の運動に違和感はないか
- 嚥下障害や嚥下時に痛みはないか
- 顎関節の痛みや開口障害，違和感はないか

〈客観的情報〉
- 栄養状態：体格，肥満度BMI，身長，体重，皮下脂肪率，体脂肪率
- 血液検査：総タンパク，アルブミン，ヘモグロビン，血液総コレステロール，血清トリグリセライド，電解質のバランス
- 病院での食事摂取状況，間食の有無
- １日の水分摂取量と方法
- 消化，吸収能力の有無（排便との関係で情報を得る）
- 皮膚の状態
- 口腔粘膜
- 歯を磨いた時やりんごを食べた時に歯肉からの出血はないか
- 口腔内に気になる腫れや痛みはないか
- 今までに胃腸疾患や口腔の手術を受けたことはないか
- 義歯の有無
- 高カロリー輸液

（３）あらゆる排泄経路（皮膚，尿道，肛門，手術創など）から排泄することができているか

〈基本的欲求の充足状態〉
- 腸の排泄機能が正常である
- 膀胱の機能が正常である
- 皮膚の不感蒸泄が適切に働いている
- 他人に依拠せず排泄処理ができる

〈主観的情報〉
- 家庭での排便の回数は生理的範囲に保たれているか
- 家庭での排尿の回数は生理的範囲に保たれているか
- 発汗はどの程度か
- わきがなどのにおいについて気になることはないか
- 尿漏れについて気になることはないか
- 排尿・排便後の違和感や疼痛はないか
- 普段の排便状態（回数，量，形状，排便に要する時間）はどうか

- 排尿途中で尿の中断などはないか
- 直腸・肛門の病気はないか
- 下痢や便秘，残尿・残便感などで困っていないか
- 肛門部の搔痒感などで困っていないか
- 排泄処理が自分でできるか

〈客観的情報〉
- ドレーン，吸引
- 便通のパターン
- 排尿のパターン
- 腎臓の機能
- 水分バランス
- 排泄時の不快感の有無
- 失禁の有無
- 便の形状，色
- 尿の色
- 触診による便の停留はないか
- 聴診による腸の蠕動運動音の変化

(4) 身体を動かしたり，適切な姿勢・体位（歩行，臥位，体位変換など）を保持することができているか

〈基本的欲求の充足状態〉
- 自力，あるいは自助具で日常生活はできる
- 運動に必要なエネルギーは補給されている

〈主観的情報〉
- 家庭での日常生活動作上で障害はないか
- 活動時に痛みや他臓器との関連はないか
- 移動や行為に痛みや苦痛はないか
- 身体に重みや力がかかった時に痛みなどはないか
- 職業が影響していると思われる運動機能障害はないか

〈客観的情報〉
- 四肢・脊柱の外観上の変化
- 歩行，姿勢，補助装具
- セルフケアの評価，MMTの評価
  食物の摂取，更衣，入浴，身づくろい，買い物，排泄，調理，寝返りは自力でできるか
- 手足の可動性
- 頸部の運動障害

- ・動作前後のバイタルサイン（血圧，脈拍，呼吸），自覚症状
- ・関節・筋肉の硬さ（拘縮を来していないか）打診による腱反射
- ・検査
  　ROMの訓練，心機能，腎機能，肝機能，呼吸機能など

（5）適切な睡眠および活動と休息のバランスを保つことができているか

〈基本的欲求の充足状態〉
- ・疲労が残らない十分な睡眠と休息がとれている
- ・リラクセーションが保たれている
- ・ストレスや緊張がコントロールされている

〈主観的情報〉
- ・家庭での睡眠時間は何時間くらいか
- ・床に就く時間帯は何時頃か
- ・早寝早起きなどのパターンはどうか
- ・寝付きは良い方か
- ・眠りは深い方か，浅い方か
- ・睡眠を妨げている因子はないか
- ・睡眠薬を飲んでいないか

〈客観的情報〉
- ・睡眠時間
- ・時間帯

（6）季節，時間，場所柄などに合った適当な衣服を選び，皮膚の保護や衣服を着脱したりすることができているか

〈基本的欲求の充足状態〉
- ・欲求に合った適当な衣服
- ・皮膚の安全が保たれる
- ・きちんとした身づくろい

〈主観的情報〉
- ・暑がりか，寒がりか
- ・清潔好きか
- ・動きやすい服装か
- ・衣服は快適，爽快か
- ・好みに合っているか
- ・暑さ寒さへの対処はどうしているか

〈客観的情報〉
- ・清潔

- 衣服の適正
- 生活上の適正
- 成長発達に適した衣服を着こなしているか
- 機能面での適切性
- 衣服の種類
- 着脱行為の自立
- きちんとした身づくろいはできているか

(7) 環境変化などに対応して衣服を替えたり，体温や血液環境が生理的状態にあるようにすることができているか

〈基本的欲求の充足状態〉
- 体温の正常な生理的状態
- 体温調節が適切にできる
- 脈拍・血圧の正常な生理的状態にある

〈主観的情報〉
- 身体的苦痛の感覚はないか
- 精神的苦痛の感覚はないか
- 暑さに対する不快はないか
- 寒さに対する不快はないか
- 運動や活動後に胸痛や呼吸困難，動悸や心悸亢進はないか
- めまいや失神することはないか
- 疲れやすかったり，きつかったりしないか
- 治療を受け，薬を使用していないか
- 血液検査で危険因子（高脂血症，高血圧，糖尿病，先天性心臓疾患の既往）などはないか
- 家族の中に心臓疾患の方はいないか
- タイプAと言われたことはないか
- ストレスの多い職業に就いていないか
- 今までに心臓などの手術を受けたりしたことはないか

〈客観的情報〉
- 現在の体温，脈拍
- 脈拍，血圧の左右差はないか
- 体温や血圧に変化を与える環境はないか
- 口唇のチアノーゼ
- 皮膚の色調や上眼瞼の浮腫
- 外頸動・静脈の怒張

- 爪や指の変化
- 下肢の浮腫や静脈の怒張
- 歩行状態
- 心音の変化
- 心尖拍動の変化
- 腹部大動脈瘤の有無
- 適切な衣服の選択
- 寝具の選択
- 食事や活動が体温に変化を与えていないか
- 誤った食生活習慣はないか
- 直射日光やすきま風
- 室温・温度の調節
- 安静度,心電図
- 聴診による心音に変化はないか

（8）身体を清潔に保ち(衛生管理),身だしなみや身辺の清潔を保つことができているか
〈基本的欲求の充足状態〉
- 皮膚や粘膜を清潔に保つ
- 好感のもてる身だしなみ
- 不快のない身辺整理

〈主観的情報〉
- 皮膚（外皮），毛髪，爪，鼻，口腔，歯の不快感はないか
- 鼻
    鼻閉感,鼻声はないか
    嗅覚に障害はないか
    鼻アレルギーはないか
    鼻の手術の既往はないか
- 外皮（皮膚,爪,体毛）
    皮膚の病変はないか
    搔痒感はないか
    疼痛はないか
    手足にしびれや知覚障害はないか
    アレルギーの原因となるものはないか
- 身の回りの整理整頓はできているか

〈客観的情報〉
- 鼻,皮膚,毛髪,爪,口腔,歯の清潔

- 頭髪の変化（脱毛や傷み）
- 皮膚の湿潤
- 爪の変化，マニキュアやペディキュア
- 皮膚に発疹はないか
- 皮膚からの分泌物はないか
- 腋臭の有無
- 皮膚の落屑の有無と程度
- 口臭の程度
- 環境（TPO）に合った身だしなみか
- 清潔行動（入浴，清拭，シャワー浴，部分浴など）
- 身だしなみが成長発達に合い，周りから見て違和感はないか
- 身だしなみの美しさ，清潔さが成長発達に合っているか
- 化粧の選択，方法，違和感

（9）身の回りの有害物を取り除き，危険を避け感染への抵抗力を保つことができているか。また，他人に害を及ぼさず，自他共に身体的・精神的に安楽を保つことができているか

〈基本的欲求の充足状態〉
- 周囲に物理的障害を引き起こす危険なものがない
- 他人に害を与えない
- 個人の生活権の確保
- 危険から身を守る
- 細菌や微生物などから自分を守ることができる
- 自殺などの自傷行為がない

〈主観的情報〉
- 他人への迷惑の善悪を判断できるか
- 共同生活はできるか
- 危険場所の認識（感染からの防御）はできるか
- 危険防止の知識（災害時の避難）はあるか
- ものが見えにくいことはないか
- 今までに目の手術を受けたりしたことはないか
- 自分のやっている行為の意味がわかるか

〈客観的情報〉
- 環境調整は自分でできるか
- 失行，失認はないか
- 視力障害（近視，遠視，乱視など）の程度

- 脳12神経の異常や障害の程度
- 同室者からの不利益はないか（夜間騒ぐ）
- 感染病原菌からの安全
- 自己の安全を守るための患者・家族教育の内容
- 不必要な抑制
- 建築上の安全策
- 定期的な病害虫の駆除
- 物品の消毒や定期的交換
- 部外者からの感染予防（予防衣，マスク，手袋着用，消毒など）
- 面会者の制限
- 看護師からの2次感染の予防（手指の定期的消毒や手洗い）
- 患者の食前の手洗い

（10）自分の感情や欲求，恐怖などを表現して他人に伝えることができているか
　　　　正常に知覚，認知し，人と望ましい関係を維持することができているか
　　　　望ましい夫婦，家族関係を維持・発展させることができているか

〈基本的欲求の充足状態〉
- 自分の希望や欲求を表現できる
- 自分の希望や欲求を周りの人に理解してもらえる
- 周りから情報を受け入れる
- 家族や知人との良好な人間関係

〈主観的情報〉
- 悩みや心配はないか
- 今困っていることはないか
- 自由にコミュニケーションできるか
- 人との会話で聞こえにくかったりしないか
- 耳鳴りはないか
- 今までに耳の手術を受けたりしたことはないか

〈客観的情報〉
- 非言語的コミュニケーションの表現
- 失語はないか
- 発声や会話に変化はないか
- 面接の話題に合った感情の表出はできているか
- 患者・家族の人間関係
- キーパーソンの存在
- 面会者とその頻度

- 面会者と患者の会話
- 感情や気分にむらはないか
- 平衡感覚に異常はないか

(11) 自分の信仰に従った建設的な宗教価値観や信念に基づいた行動がとれているか　将来への希望や目標を持ち，人生に対して生きがいや楽しみを持つことができているか

〈基本的欲求の充足状態〉
- 建設的な価値観，信念の保持
- 平等の援助
- 信仰の自由
- 自分の宗教に基づいた生活

〈主観的情報〉
- 生活のモットーはあるか
- 宗教の影響に基づいた日常生活はあるか
- 宗教に基づいた生活で必要な援助はあるか
- 入院生活の中でイライラしたりすることはあるか

〈客観的情報〉
- 宗教に基づいた生活習慣・流れ
- 不健康な信念に基づいた入院生活
- 生活の中の宗教による規制（食物の禁止，断食の日など）

(12) 社会的（現在の職業）および患者役割を遂行でき，何かをやり遂げたいといった充実感を持つことができているか

〈基本的欲求の充足状態〉
- 精神的・身体的生産活動ができる
- 社会（職場も含む）から受け入れられていることの満足感がある

〈主観的情報〉
- 仕事への興味・関心はあるか
- 入院生活が職業に及ぼしたりすることはあるか

〈客観的情報〉
- 社会的役割：地位，活動内容，地域社会への貢献
- 健康上から見た精神的，肉体的限度
- 離職期間
- リハビリテーションの段階と進展状況
- 1日を価値ある時間として活用しているか
- 作業時の表情

(13) 遊びあるいは，いろいろなレクリエーション活動に参加することができているか
　　　自分なりにレクリエーションや気分転換をすることができているか
〈基本的欲求の充足状態〉
・自分で気分転換ができる
・生活の中で，慰安やレクリエーションの機会がある
〈主観的情報〉
・過去の経験や興味，所属団体はあるか
・入院生活でできる気分転換の希望はあるか
〈客観的情報〉
・遊びやレクリエーションのための物的環境や資材の活用
・患者の趣味や生活背景（これまでやってきたこと）
・ハンディキャップや病気の重症度
・無駄に部屋に閉じこもっていないか
・関心や興味
・性格

(14) 新たな学びや好奇心を満足させ，学習により入院や病気を自分なりに受け止め対処することができているか
〈基本的欲求の充足状態〉
・個人の設定する最良の健康生活
〈主観的情報〉
・現在の病気の発生経過を説明できるか
・入院前の健康状態を説明できるか
・健康上気をつけていることや生活習慣はあるか
・治療や指示を守ることについて困難となるものはあるか
・治療法について，主治医よりどの程度説明を受けているか
・自分の病気について，主治医よりどの程度説明を受けているか
・病気の原因や誘因について説明できるか
・入院についてどのように思っているか
・今まで，病気に対してどう対処しているか
・看護師や医師に対する要望はないか
〈客観的情報〉
・体格（痩せ，筋肉，肥満など）
・外観（虚弱，頑丈など）
・検査データ
・病棟内での日常生活管理

・健康に関する学習，理解度

■その他

　ヘンダーソンは『看護の基本となるもの』の中で，成長発達や精神的・身体的苦痛および性の問題に触れてはいるが，基本的欲求の構成要素として独立させていないので，これを取り出すことによって対象をより統合的に見つめるために，下記に（15），（16），（17）を設けた。

(15) 健康的な成長発達，発達課題および自我の欲求を満たすことができているか

＊注意：対象の成長発達上，自我の形成および自立に影響を与えたと思われるものをアセスメントデータにする。

〈基本的欲求の充足状態〉

・健康的な成長発達，発達課題および自我の欲求を満たすことができる

〈主観的情報〉

・自分の性格（本人，家族から）をどう評価するか
・他者へ甘えたり，依存したりすることはあるか
・（家族から聴取）発育過程で問題となるような出来事はあるか
・（家族から聴取）出産時・後，発達に影響を与えるような出来事はなかったか
・（家族から聴取）成長過程で自我の形成上問題となる出来事はなかったか

〈客観的情報〉

・心理，精神検査
・身体の形態的・機能的変化
・指しゃぶり，爪かみ
・人間嫌い
・自殺への示唆
・投げやりな行動や態度

(16) 健康問題から派生する苦痛などに対する身体的・精神的安楽は得られているか

〈基本的欲求の充足状態〉

・疾病が影響する身体的痛みや苦痛がない
・精神的苦痛がない
・ストレスとなる因子から回避できる

〈主観的情報〉

・疼痛の部位と痛みの程度，性質，持続時間，鎮痛薬の持続効果を説明できるか
・入院が及ぼす悩みや苦痛はないか
・ボディイメージの変化に対して，受け入れることはできるか
・他者に対する攻撃，暴言に気づいているか
・ストレスとなるものはないか

・入院生活で苦痛となっているものはないか
〈客観的情報〉
・孤独，抑鬱，孤立
・無口
・不安
・イライラ，焦燥感
・落ち着きのない態度や行動

(17) 効果的な生殖過程は充足され，また個人の健康的な価値観による性の考えを持つことができているか
〈基本的欲求の充足状態〉
・効果的な生殖過程が充足される
・妊娠・出産生活が安心できる環境にある
・健康的な性の考え方とそれに対する価値観を維持できる
・良好な母子関係が保たれる
〈主観的情報〉
・月経困難はないか，生理痛はどの程度か
・性に対する悩みはないか
・性機能に対する悩みやストレスはないか
・性に対する意識や価値観はないか
・夫婦間での性に対する悩みはないか
・避妊についてはどのようにしているか
・妊娠生活で不安となることはないか
・出産後も安心して生活できるか
・妊娠中や出産後は夫の協力を得ることはできるか
・乳がんの既往があるか
〈客観的情報〉
・初潮の年齢，月経周期，閉経
・妊娠・出産歴：正常，異常
・妊娠困難
・生殖器疾患の既往
・産褥期の精神的変化
・性感染症
・乳房，腟分泌物などの女性器の異常
・乳房の位置や変化
・男性器の異常

3. 看護過程　様式3号　アセスメント

健康状態のアセスメントデータ（基本的欲求を変容させる病理的状態）

　様式3号は，アセスメントの1段階-3になります。常在条件や病理的状態（精神面，身体面，社会面・文化経済などの健康変化），基本的欲求の未充足および誤った生活様式などが，その人の健康問題をどのようにして引き起こしているか，治療内容や検査データなどを手がかりに関連づけ明らかにしたもので，患者固有の"基本的欲求を変容させる病理的状態"を導き出すものです。

　整理にあたっては，現在の病理的状態を引き起こしているもの，過去から現在に引きずっている問題を検討します。

① 身体的発達・発育過程で注意すべき問題はなかったか。
② 精神的発達過程や心理面，性格などに注意すべき問題はなかったか。
③ 職場・学校での変化や家族間で注意すべき社会的発達，人間関係に問題はなかったか。
④ 日常生活行動・行為に見られる食生活上での問題や，生活方法・様式に問題はなかったか。
⑤ 環境の変化や問題，物理・化学的影響を受けるような問題はなかったか。

　上記のような情報から，その人の今ある疾病の発生原因・要因を推測し，対象のプロフィール，主な症状，異常所見，発生病因，疾病，治療，検査データなどの情報を関連づけ，要因・因子を〈→〉で結び，原因→結果に必要な情報を加え，それぞれの相互関係を推測し，顕在している健康問題，潜在している健康問題，可能性のある健康問題を導き出したものです。

　関連図は，現在ある症状や言動だけでなく，今までどのような経過をたどってきたかを考え，またはこれから起こり得る新たな健康問題を予測します。

　関連は「→」の印が特徴で，このことが原因でこれが起こるという関係を表しています。つまり「○→△」の後ろに書かれている○の状態は「→」の○のことが原因で△が起こると説明します（原因と結果を表す）。

　関連性を明確にするためには，ただ状態を「○→△」と流すだけでなく，その間に変化の機序や患者の状態，検査所見，日付けなど必要な説明を書き加えたりします。

　「○→△」の関係の間には表現されませんが，必ず生理的・病理的メカニズムの存在が説明できなければなりません。

［関連図の思考プロセスの例］
① 原因から発症までを，事実の情報あるいは文献による仮説に基づいて図示する。
② 発病によって現れる，あるいは現れてくる症状，徴候，検査データなどの異常反応を図示する。

③ 異常反応によって影響を受けた基本的欲求の未充足や生活上の規制を図示する。
④ 基本的欲求の未充足や生活上の規制をこのまま放置すると，どのような経過をとると予測されるか，現在現れている問題，潜在している問題，可能性の問題などを図示する。

4．看護過程　様式4号　アセスメント

（情報の整理と基本的欲求の変容および基本的欲求の未充足の発生要因）
データベース　アセスメントで，アセスメントの2段階になります。

1）基本的欲求の枠組み（1～14および15～17の基本的看護の構成要素）

生活状態と常時存在する条件および病理的状態の情報が，患者の自立に向けて影響を与えていないかアセスメントします。つまり，誤った生活行動や様式，常在条件，病理的状態が基本的欲求の充足に影響を与え，どのような反応を来しているか照合します。

2）基本的欲求の未充足状態

基本的欲求の未充足とは，その人が健康な精神・身体・社会生活面から逸脱しているマイナス現象を言います。これには，ナースのレーダーに照らし合わせ，対象の健康時の姿や計測値と異なった値や姿，誤った生活行動・様式などがあります。ここでは，2号用紙で収集した情報のふるい分けを行い，看護計画立案に必要な情報とそうでない情報を取捨選択します。

（1）**主観的データ（Subjective data）**

患者や家族からの情報であり，本人・家族が直接訴えるもので，体験を言葉で表現します。看護師はその人の言葉の内容を実際には体験できないものです。

例：倦怠感がある，腹痛がある，腹満感など（これらの情報は直接看護師が体験できないものである）。

（2）**客観的データ（Objective data）**

看護師がはっきりと実際に観察，測定できるデータで目で見る（視診），手で触れる（触診，打診），耳で聞く（聴診），舌で味をみる，鼻でにおいをかぐことができるものです。

例：バイタルサイン，検査データ値，顔面蒼白など。

（3）**基本的欲求の充足に影響する常在条件**

その人の姿となる情報で常に存在し，なおかつ患者の基本的欲求の充足に影響を及ぼす条件はないか見ます。その過程で，問題となる生活様式や対象の持つ常時存在する条件，発達による生理的変化などがその人の基本的欲求の充足に影響を与えていないか照合します（**表1**）。

（4）基本的欲求の充足に変化を与える病理的状態

後天的につくり出された不健康な現象です。以下，これらの病理的状態がその人の基本的欲求の充足に影響を与えていないか照合します（表2）。

表1　基本的欲求の充足に影響する常在条件

- 年齢，性別
- 性格，気質，才能，癖
- 身長，体重，体型（痩せ，肥満体，筋肉質）
- 生理的老化現象（もろもろの予備力の低下，老眼，入れ歯，骨粗鬆症）
- 遺伝や先天的疾患（色盲，小児麻痺，喘息，特定の運動能力など）
- 職業，学業，職場での地位，事業，社会活動・奉仕
- 家族構成，家族の中での役割や立場，単身者，同居，単身赴任
- 家屋の条件，居住地の地理的環境，生活の場
- 家族間の交流（親子関係，兄弟関係），親戚付き合い，友達関係
- 趣味，嗜好
- 生活様式

『看護の基本となるもの』P.23から引用，追加

表2　基本的欲求の充足に変化を与える病理的状態

- 交通外傷や局所的外傷，それによる解剖・生理的障害
- 手術前の精神・身体状態，手術後の精神・身体状態
- 熱傷などによる平衡障害
- 酸素欠乏，ショック，出血
- 意識障害，脳血管障害
- 異常な体温をもたらす環境因子，急性発熱
- 伝染性疾患，遺伝性疾患
- 心筋梗塞など治療上指示された生活規制や安静度
- 持続性の疼痛や精神的苦痛

『看護の基本となるもの』P.23から引用，追加

5．看護過程　様式5号　基本的欲求の未充足の解釈・分析

1）基本的欲求の未充足の解釈・分析と統合

アセスメントの3段階で，基本的欲求の枠組み〈（1）～（14），その他の基本的看護の構成要素〉に沿って，各データ群を構成要素ごとに焦点解釈・分析します。どの構成要素

に未充足があるか（顕在），ハイリスク（潜在），可能性はないか，健康（ウエルネス）を高めなければならないかを確定します。

2）基本的欲求の未充足の解釈・分析

（1）焦点解釈および分析（重点アセスメント）

対象の健康問題解決・対処能力とその限界に関する情報を踏まえて分析・解釈します。分析・解釈過程において対象が自力で基本的欲求を満たすことができているか，またできていない場合は，その原因は何か，健康問題，健康問題から2次的に派生する問題の成り行きの予測を含めて，その人固有の基本的欲求を明らかにしなければなりません。

健康であれ病気であれ，私たちは毎日の洗面と食後の口腔ケアの回数はどうであれ，誰でも個人の独自機能で清潔といった行為で基本的欲求を満たしていると思います。

看護の対象が，これらの基本的欲求を満たしていると判断されるなら，それを毎日保つことができるようにしてあげなければなりません。もしも，自力でこれらの基本的欲求を満たすことができないとすれば，その原因は何かと疑問に思うことです。

つまり，独自機能のどこに原因の欠如があるのかに焦点を当て，解釈および分析することです。洗面と口腔ケアを満たしていない患者であれば，力（体力，知力，運動機能，筋力）が欠如しているのか，または面倒くさいといった意志力の欠如によるものなのか，さらに洗面と口腔ケアの必要性を知らない知識の不足なのかを分析する必要があります。

このように，解釈・分析にあたっては（1）～（14），その他の基本的看護の構成要素それぞれに焦点を当て，対象の基本的欲求の未充足を引き起こしている生活状態を精神・身体・社会・社会文化・国籍などを考慮して明らかにしていきます。

そして，対象の基本的欲求の充足力と限界から考え，対象の病気に対する身体面の強さ（力）・自然治癒力・回復しようとする意志力や知識の何がどのように不足しているのか（何ができて，何ができないのか）判断し，基本的欲求の充足に向けて援助を必要としている部分は何か，対象は何を一番望んでいるのか，また苦痛となっているものは何か，援助者の持つ知識，情報から総合判断し，看護観を反映し看護の方向づけを行います。

（2）基本的欲求の充足力と限界とは

対象が自立を維持するために，また自力で基本的欲求を満たすために必要な力（体力），知識，意志力で健康問題解決に対処する能力はあるのか，またはその限界に関する情報です。

看護師が患者の身体機能の独自性を保持（残存機能），獲得（学習）するのを助ける（P.67），ことによって，基本的欲求を自力でどの程度充足できるかどうか，知識，意志，強さ（力）に視点を当てます。

これは，対象が自力で基本的欲求を充足できているか，またその充足力の限界と可能性を明らかにします。

① 身体的発達・発育からみて基本的欲求の充足力に限界はないか。
② 精神的発達からみて基本的欲求の充足力に限界はないか。
③ 社会的発達からみて基本的欲求の充足力に限界はないか。
④ 日常生活行動・行為・様式からみて基本的欲求の充足力に限界はないか。
⑤ 身体的疾病からみて基本的欲求の充足力に限界はないか。
⑥ 精神的病像，疾病からみて基本的欲求の充足力に限界はないか。

　これらの情報から，患者の持つ基本的欲求の充足力や対処能力（認知・情意・精神運動能力の力と人的・物的資源など）と限界を明確にしていきます。この基本的欲求の充足力と限界は，患者の生活力を妨げる因子となっているものを明らかにします。

＊基本的欲求の限界は以下のように表現します。
　（力，意志力，知識）が（不十分な部分を特定する）のため（特定の基本的欲求）を充足されない

＊基本的欲求の充足力は以下のように表現します。
　（不十分な部分）を助けることによって（自立を補うもの）で自立ができる
　例として下記のようなものが挙げられます。

〈基本的欲求の限界〉
・利き腕である右手が麻痺しているため，自力で体位変換できない
・動作による呼吸困難があるため，ベッド上での排泄を余儀なくされている

〈基本的欲求の充足力〉
・食事摂取は，自助具を使用すれば介助により左手で口まで持っていける
・ベッドから移乗介助をすれば，車いすを使うことができる

［基本的欲求の充足力と限界を踏まえた焦点解釈および分析の思考過程の例］
① 基本的欲求が満たされていない部分に気づくことができる
② 満たされていない基本的欲求は，患者の持つ力・意志・知識のどの部分か明らかにすることができる
③ その満たされていない基本的欲求は，その人の精神・身体・社会面・日常生活へどのような影響をもたらすのかを説明できる
④ ③をこのまま放置すると，今後どのような状態を引き起こすのかを予測（推測）することができる
⑤ 対象の基本的欲求を充足，あるいは促進するために自己の看護観を反映し，おおよその看護の方向や看護に対する考え方を打ち出せる

（3）臨床判断

　焦点解釈および分析から導き出された健康問題に対する臨床判断で，顕在している問題，またどのような問題が潜在しているのか，さらに可能性となる問題を導き出します。
　この臨床判断は，今ある健康問題の原因や引き金となっているものからどのような問題

が現れるかを導き出すものです。

　例として下記のようなものが挙げられます。
＊顕在しているもの
　飲水量の不足に伴い排尿量が少なくなっている
＊潜在しているもの
　高体温の持続による脱水の恐れがある
＊可能性のもの
　術後手術痕による身体の変化で悲観するかもしれない

（4）関連する因子の統合

　因子の統合は，1つあるいはいくつかの「臨床判断」が関連し合って，どのような基本的欲求の未充足を引き起こしているのかを特定することです。

　「診断が重複した場合の優先する健康問題の特定づけの例」

　「原因が消失すれば結果がなくなる例」

　「夜間，排尿回数が多い」ために「十分な睡眠がとれない」など，夜間の排尿回数が睡眠に影響を与えている場合は，排尿の変化を改善しなければならないので，「排尿の変調」が特定されます。

　「臨床判断が併合した場合の健康問題の特定づけの例」

　「CとDがプラスしてEになる例」

　「右上下肢牽引中で自由に手足を動かせない」と「自力で排尿処理ができない」などが統合して，「セルフケアの不足」が特定されます。

　つまり，上の例のようにいくつかのまとまった臨床判断群から，ある名前をつけることです。さらに，特定されたものをアセスメントすることによって，看護師が独自に看護介入すべきか，あるいは医師と共同して介入すべきかを判断します。

　この過程の最終段階では，患者によって診断名がいくつも挙がる場合があります。実際問題として，これらの看護診断すべてを計画立案し，同時に実践することは難しいと思います。計画立案に際しては，どの問題を優先して援助すべきかを見極めその順位を考慮します。

II. 計画立案

6. 看護過程　様式6号　診断と計画立案

1）看護診断と計画立案

（1）立案

計画を立案した月日を記します。

（2）基本的欲求の未充足状態の診断（Problem）：P

(ND (Nursing Diagnosis) 看護診断のイニシャル)

看護の守備範囲である特定した看護診断，あるいは共同の問題か最終的にあてはまる診断名を記載しますが，この段階で優先度を考慮して記載します。

（3）原因（関連因子）（Etiology）：E

基本的欲求の未充足状態を直接引き起こした「原因」ならびに「誘因」，「危険因子」を様式4号用紙の「基本的欲求の充足に影響する常在条件」と「基本的欲求の充足に変化を与える病理的状態」を参考に，病理的状態から病態生理因子，治療関連因子，状況因子，発達因子などを洗い出します。

（4）臨床症状（Signs and symptom）：S

特定した看護診断の定義上の特徴で，問題の存在を証拠づける特徴的な症状と徴候で，実際に観察されるものです。4号用紙に抽出整理された基本的欲求の未充足状態の（S）主観的情報，（O）客観的情報を参考にします。

　　（2），（3），（4）を合わせて「PES方式」と言います。

　この方式は，看護診断の証拠がわかり，また援助を効果的に導くための，ゴードン[11]が勧める看護診断の記述方式です。

① 問題の記述（Problem）

② 原因の記述「〜に関連した」（Etiology）

③ 徴候および症状の記述（Signs and symptom）

　例1：P（問題）：身体可動域の障害

　　　　E（原因）：脳梗塞による片麻痺，高齢の男性に関連した

　　　　S（徴候・症状）：終日臥床気味，健側の筋力低下，車いす移乗への全面介助

以上のことから証明されます。

（5）基本的欲求の充足状態

援助によって基本的欲求が満たされた，患者の自立したあるべき姿です（P.75，3）アセスメントカテゴリー参照）。

例：健側の残存機能を強化し，日常生活ができるようになる
（6）基本的欲求の充足範囲

　自立に向けて患者に欠けている力，意志力，知識を獲得し，基本的欲求を充足することができたか，期待する効果を得ることができたか，あるいは看護評価の根拠を明確にしたり，確実なものにしたりするもので，看護援助の有効性を測定するために用いられます。

　患者の行動を具体的な形で見たり，聞いたり，説明できる動詞で表したものです。

○基本的欲求の充足範囲を表す時のルール

　主語：誰が基本的欲求を充足するのか

　動詞：何を，どんな行為を

　状態：どんな状態で行うのか

　尺度：いつまで，どこまで，どのくらい，どのような状態になればよいのか

　時間：いつ行うのか

　普通，主語は除かれます。また，時間は具体的な援助計画に組み込まれているので除かれます。

　主語：（患者が）

　動詞：端座位を

　状態：健側で，身体を支え

　尺度：○／○日（いつまで）１分間バランスを保つことができる

　　　　　表現は，尺度・状態・動詞で表します。

「○／○日までに，健側で身体を支え，端座位で１分間バランスを保つことができる」
○基本的欲求の充足範囲の３領域

　基本的欲求の充足範囲を表現する場合の基準として，以下の３領域を参考にしてください。

① 力・体力の領域

　　実施方法や技術，体力，栄養の充足，四肢の強さなど望ましい変化に向けての目標です。

　　「実施する」「できる」「練習する」「操作できる」などで表現します。

〈状況〉

　　左片麻痺があり長期臥床の状態から離床を促さなければ，残存機能の低下はもとより，褥瘡の発生が危ぶまれる。

〈基本的欲求の充足範囲〉

　　１週間（○月○日）までに，ベッドサイドで自力により端座位バランスを１分間保つことができる。

② 意志力の領域

問題解決に向かう意志や気持ちです。意欲，意志，態度，ものの考え方など望ましい方向に向かった目標です。

「〜について決心したと述べる」「不安に思っていることについて話すことができる」「表現する」などで表します。

〈状況〉

10日後に胃全摘出手術を控え，術後の回復や職場復帰などが不安で睡眠も十分とれず，内心を打ち明けようとしない。このままでは身体的にも精神的にも良好な状態で手術に臨むことができない。

〈基本的欲求の充足範囲〉

術前オリエンテーションが始まる○月○日までに，心中に抱いている不安について話すことができる。

③ 知識の領域

自己の問題解決に必要な知識の習得を目指す目標です。

「わかる」「説明できる」などで表現します。

〈状況〉

高脂血症で入院加療を受け，検査データも安定し，1週間後に退院が予定されているが，中間管理職の立場もあり，不規則な勤務で外食も多いと予測され，再発する可能性が高い。

〈基本的欲求の充足範囲〉

退院前日（○月○日）までに，高脂血症を引き起こす原因と再発予防について説明することができる。

（7）基本的欲求の充足・強化・補填行動への援助活動（具体的援助計画）

具体的な看護行為で，合併症の予防，身体的，心理的，精神的安楽の提供，健康回復・維持・増進を図るためのもので，ヘンダーソンの提唱する生活行動の援助になります。

計画には，以下の3つの要素が含まれますが，その人の生活行動が健康に資するものであるように，体力と意志力と知識の不足を助けるための特定のアプローチになります。

■3つの要素

・力

身体的ケアで，健康回復に向かうため看護師が患者へ直接身体面へ触れる援助内容です。

・意志力

精神的ケアで，励まし，勇気づけ，説明，カウンセリング，心の支えなど精神生活面に影響を与える援助内容です。

・知識

　教育的事項で，病院生活のオリエンテーション，疾病に対する正しい認識を持たせる，再発予防への健康，教育，リハビリテーションへの協力，健康教室への参加，食事指導，家庭での生活指導など患者・家族が健康回復のために知識を得るための学習内容です。援助方法は，援助者が何を期待して実施するのか，誰が見ても共通に援助できるように行動目標「○○のような目的で，□□のようなことを実施する」で理由や目的を含め具体的に立案します。

　この期待が，援助効果の評価となるもので，何を期待して援助行為をするのか，援助者の看護に対する考え方になります。

　　例：・単独で杖歩行させない
　　　　　　　　↓
　　TP：転倒による骨折，外傷を防ぐために看護師が必ず患側に付き添い歩行させる。
　　　　・検査データのチェック
　　OP：治療効果の経過を見るために，GOT・GPTなどの検査データに注目する。

① 観察計画（Observation Plans）：OP

　新たな問題の発見，臨床症状の現状把握のための情報収集，医学的治療や援助行為により患者の健康問題が改善されているかを観察する行動内容です（様式2号のアセスメントカテゴリーを参照）。

② 看護治療計画（Therapeutic Plans）：TP

　対象に表れている臨床症状に直接働きかける援助行為です。

　対象が自立あるいは基本的欲求を充足するにあたり，不足している体力や力を強化・補填するための援助行為です。

　意志力に働きかける援助行為では，患者・家族が自立で健康問題を解決したりするための支援や動機づけなどを行います。これには，支持や言葉による励ましや看護カウンセリングなども含まれます。

③ 医師の指示（Doctor's Orders）：DO

　共同問題に基づき，医師と共同して健康問題の除去・緩和・解消のために実施する援助行為です。ケアについてほかの医療職から助言を受けるための相談や紹介，医師が指示した処置ケアの実施，経時的観察などの早期報告事項などです。

　　例：DO：1日2回（6時，18時）抗生物質○○○○の与薬をする。

④ 教育計画（Educational Plans）：EP

　知識を助ける援助行為です。臨床症状の改善を目的として，患者とその家族が健康の増進と疾病の回復に関しての知識を得るために学習する内容で，患者・家族の学習を助ける事項です。患者が予防，軽減，解決に向かうために必要な知識です。

2）共同の問題と目標[1]

（1）共同の問題

病気（疾患，外傷），治療，検査などに伴って起こる可能性のある合併症です。

病気の発症や状態の変化を発見するために，ナースがモニターする特定の生理的合併症を指します。

ナースはそれらの合併症の出現を最小限にとどめるために看護計画や医師の処方を実行し，共同で管理します。

CP（Collaborative problem）共同の問題のイニシャルで，合併症の潜在的状態
PC（Potential Complication）とも言います。

（2）共同の目標（看護目標）

カルペニートの二重焦点モデルに準拠した共同問題に対しての看護目標です。起こり得る合併症の早期発見と医師の指示によって行う予防・治療のための目標で，早期発見と管理といった看護師の責任を表した行動の形で表現されます。

例：医学的診断
　　共同の問題（CP）　インスリン非依存性糖尿病
　　　　　　　　　　　合併症の潜在的状態：高浸透圧性
　　共同の目標　　　　高浸透圧性非ケトン性昏睡の徴候と症状をモニターし，
　　　　　　　　　　　血糖の異常を最小限にする

（3）共同の目標（看護目標）に対する評価

共同の目標に対しての評価は，○月○日までにどのような状態になればよいのか，といった尺度で評価できるのでしょうか。これは，共同の目標に基本的欲求の充足状態と同様な評価はあるのかといった疑問になるかと思います。

共同の目標は，カルペニートの二重焦点モデルで明らかなように，看護の守備範囲を「起こり得る合併症の異常徴候を早期に発見する」ために看護と医学が共同で介入する部分を言っています。

例えば，ここに脳血管造影の検査を受けた患者がいると考えてみましょう。この患者は脳血管造影の検査を受けたあとは，血管からの内部出血が起きないように，検査後6〜12時間は止血のため，刺入部にロールガーゼを当て絆創膏で圧迫固定を受けながら，一定時間絶対安静を強いられるかと思います。おそらく，共同の目標の1つとしてのモニタリングは内部出血が起きていないかその徴候として気分不良，カテーテルの刺入部の出血斑，血圧の低下など貧血症状に視点が置かれると思います。この場合のモニタリングの目的は，出血していないかどうかを観察しているわけです。

つまり，モニタリング[2]とは「良くなった，悪くなった」「改善した，改善しなかった」「正常範囲を維持している，正常範囲を逸脱している」といった現象を，ある時間帯の流

れの中でその場，その時に主観的・客観的に観察することを指しています。このモニタリングにおいて，もし出血徴候が観察されたならば，それは看護の守備範囲から医師の守備範囲に移り，医学的治療が施され，その結果再度看護の守備範囲に移って出血の徴候は現れていないかモニタリングされるというわけです。

　このように，共同の目標に対しての評価は，基本的欲求の充足範囲のように1週間後，3週間後といった悠長なものではなく，その場その時で評価されているわけです。看護は1週間後，3週間後といった患者の基本的欲求の充足範囲に向けて援助しながら，その場その時に共同の目標について評価していることになります。

III. 実施，IV. 評価

7. 看護過程　様式7号　実施・評価・考察

1) 基本的欲求の未充足状態の診断

　何についてまとめようとするのか，まとめようとする診断項目を記載します。
　活動不耐についてまとめようとするなら，「活動不耐」と記載します。

2) 実施・結果

　診断項目ごとに，基本的欲求の充足・強化行動へ向けて援助した観察事項，ケア事項，治療的事項，教育事項などの援助活動を5W1Hの要領で整理します。整理にあたっては，事項ごとの箇条書きではなく診断項目ごとにまとめて文章化します。
  ・何について（援助項目）まとめますか
  ・いつ（時間，時期）援助しましたか
  ・それをどのように行いましたか
  ・その結果，対象はどのように変容しましたか
  ・また，その変容に対して対象の反応はどうでしたか

3) 評価・考察

　自立に向けて，患者に欠けている体力や意志力あるいは知識の部分を助ける，強化，補うことによって，未充足となっている基本的欲求を充足・強化・補塡することができたか，また死に向かっている患者については，質の高い日々を送らせることができたか，さらに援助によって患者は目標に向かってどの程度到達することができたのかを患者の行動変容・変化，健康の改善，人間関係の変化から評価・考察します。
  ・対象の未充足となっている基本的欲求を

・どのような方法（対象に合った具体的な援助方法）で
・どのように変化・変容しましたか，また行動の変化はありましたか
・その変化は，対象の自立に向けてどのような意味があると考えますか
・変化がなければ，何が原因になっていたと考えますか
　例えば，援助方法が対象に合っていなかった，目標のレベルが高かったなど
・今後どのようにすべきか，看護の立場で考えます

引用・参考文献

1) リンダJ.カルペニート著，新道幸恵監訳：カルペニート看護診断マニュアル，医学書院，1995.
2) 前掲1)
3) 高木永子：V.ヘンダーソンの看護論とそのアセスメント・診断プロセス，臨床に生かす－看護診断，月刊ナーシング，Vol.13，No.5，P.34～47，1993.
4) R.アルファロ著，江本愛子：基本から学ぶ看護過程と看護診断，第2版，医学書院，1993.
5) リンダJ.カルペニート著，中木高夫訳：看護診断ハンドブック，第2版，医学書院，1994.
6) 高木永子：問題解決過程としての看護過程に関する臨床実習指導，NURSE＋1，Vol.12，P.76～81，1991.
7) 江川隆子：問題の総合・統合，EN看護学生版，Vol.4，No.1，P.63～90，1995.
8) リンダJ.カルペニート著，柴田森二郎他訳：看護診断にもとづく成人看護ケアプラン，医学書院，1993.
9) V.ヘンダーソン著，湯槇ます，小玉香津子訳：看護論－25年後の追記を添えて－，日本看護協会出版会，1994.
10) ヴァージニア・ヘンダーソン著，湯槇ます，小玉香津子訳：看護の基本となるもの，日本看護協会出版会，1995.
11) ガートルート トレス著，横尾京子他訳：看護理論と看護過程，医学書院，1994.
12) 松木光子：看護診断を使いこなそう，JJNスペシャル，No.33，P.25～26，1993.

◆——第6章
看護過程の展開方法

1．看護過程の展開方法

ヘンダーソンの看護観に基づいた看護過程

　ヘンダーソンの看護に対する考え方から，アセスメントの中心となるものは，病人に対する人間観にまとめられます。これは，看護の対象が，何によって，基本的欲求の未充足を引き起こしているのかを明らかにする過程と言えます。

2．アセスメント

1）アセスメントの1段階

　ヘンダーソンの看護観に基づいてアセスメントする場合，次の3段階のアセスメントを行います。

（1）1段階としての，基本的欲求に影響を及ぼす常時存在する条件の考え方
　基本的欲求に影響を及ぼす常在条件とは，その人が生まれてから現在に至る姿を特徴づける姿を言います（図1）。
　常時存在する条件は，入院時の看護歴などに患者のプロフィールとして記載されていると思います。ここでは，過去の情報と現在の情報が含まれています。

（2）1段階－2　基本的欲求に基づいた生活状態
　ここでの情報は看護過程を展開していくうえでの要になります。基本的欲求の構成要素

基本的欲求の充足状態と病理的状態・常在条件との関連

人間は，病理的状態と常在条件の関連（←→）のもとで，＋の回転，－の回転をしながら生活している。

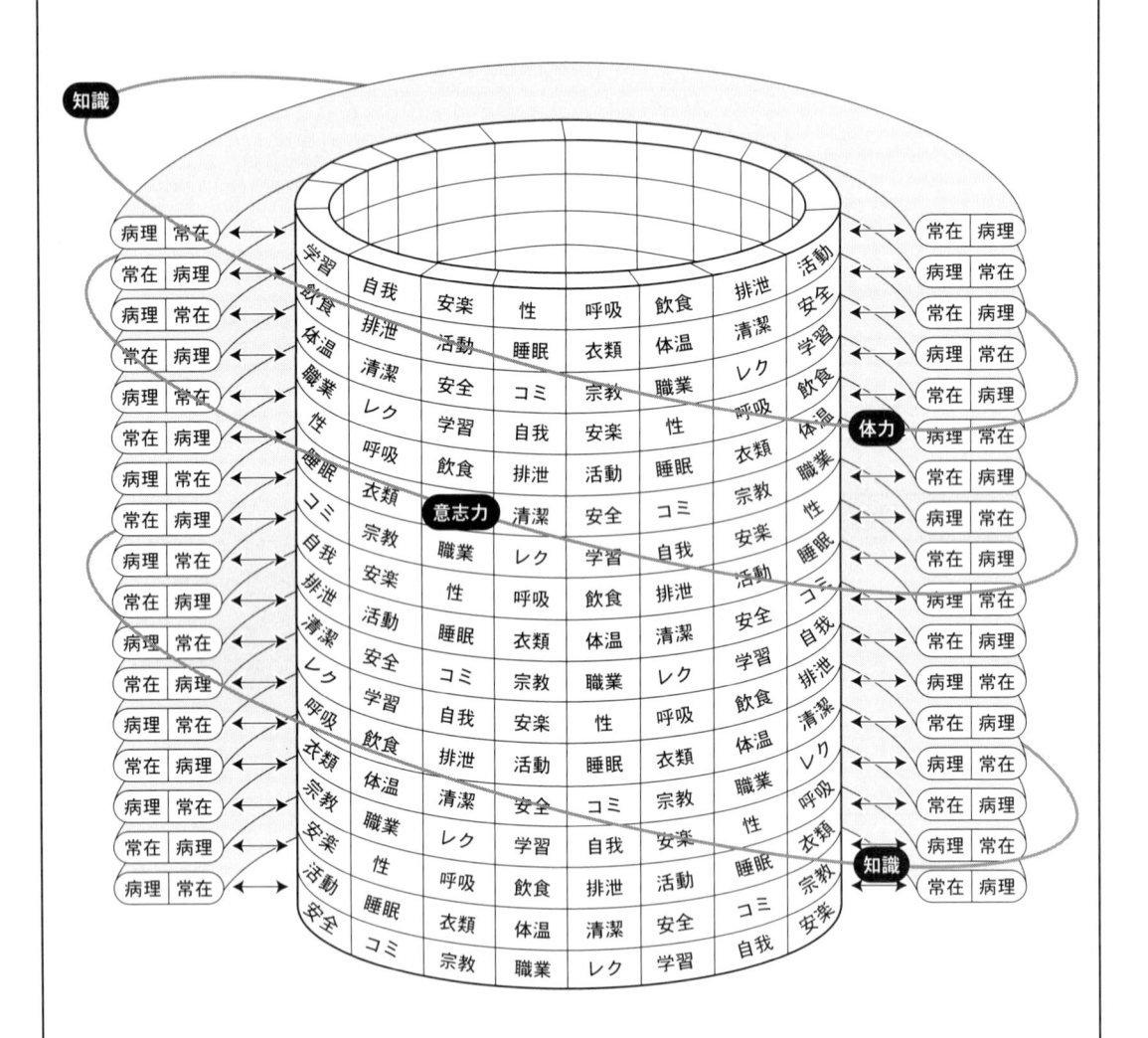

その人の生活状態を観察するにあたり，一つの現象だけに注目せず，病理的状態・常在条件がどう基本的欲求の充足に影響し合っているか，ベールに隠されている生活状態との関連でとらえることが大切である。さもないと，その人の今ある生活のありようが見失われてしまうことになる。

図1　生活状態の側面図

に基づいて，患者の入院前の生活習慣や社会・文化的生活を踏まえ，現在の入院生活まで過去―現在と多面的に情報を得ます。「看護は，その人の生活を見るものである」としているように生活の有り様がここでとらえられることになります。基本的欲求に基づいた生活状態は，今あるその人の姿をどうアセスメント（とらえる）することができるか，看護師の力量にかかっていると言えます。

　言語的コミュニケーションが可能な場合は，情報を得ることはさほど困難ではないでしょうが，交通外傷や脳血管障害で意識障害のある患者や言語的コミュニケーションができない患者の場合はどうでしょうか。相手の言葉から情報を得ることはできません。どのようにして，あるいはどこに視点を置いて情報を得ればよいのでしょうか。情報を収集するうえで留意すべき点があります。それは，ヘンダーソンの看護の基本的構成要素〔(14項目(17)項目)〕はそれぞれの項目に意味がありますが，人間は14(17)項目を切り離して生活しているわけではありません。そこに，図1のような基本的欲求の共存があり，生活状態としてとらえます。例えば，「排泄：あらゆる排泄経路から排泄することができる」を基本的欲求の固有としてとらえた場合，排泄の量，性状，違和感，腹部不快感といった排泄そのものに視点が向くと思います。しかし，排泄に関する生活についての情報を得ることができません。

　排泄に関する生活を考えた場合，多岐にわたって患者を観る必要があります。①排泄行為から生活を見ると，移動はどうなのか，自力で車いすへの移乗はできるのでしょうか，②衣服に至っては自力での更衣は，また排泄時の衣服の着脱はできるのでしょうか，③飲食では，排便のコントロールができる食事をしているのでしょうか，④体温・循環では，排便時の怒責による血圧の上昇はないのでしょうか，⑤清潔では，排泄後の清潔処理はできるのでしょうか，⑥安全，危険からの回避では，車いすから便器にうまく安全に移乗できるのでしょうか，⑦健康についての学習では，便秘に対する対処学習はできているのでしょうか，また排泄後の爽快感は得られているのでしょうかなどです。

　このように基本的欲求が多様に共存しています。基本的欲求を固有でとらえると，その人の今ある生活状態が浮かび上がってこないといった問題が生じます。情報収集にあたって，各項目間で同じ情報が重複して見られますが，それは同じ情報であっても，アセスメントの視点が違うということです。この基本的欲求の共存を巻末資料（P.163）のようなクロス表で確認すれば，より具体的に生活状態の見えない部分を把握することができます。

　クロス表で基本的欲求の共存を確認すると，その人の基本的欲求に基づいた生活状態は**図1**に示すとおり多様にあり，かつ複雑です。しかし，健康・不健康を問わず，基本的欲求に基づいたその人の今ある生活のありようから看護を理解するには，**表1**のような日常生活の行為・行動を検証することが必要です。それによって，ヘンダーソンの看護の定義と17の基本的看護の構成要素は看護の守備範囲を明確にするために必要であることが分かります。この学習の目的は，私たちは1日をどのような基本的欲求の充足行為・行動をし

表1　学生の1日の生活行為・行動（抜粋）

時間	1日の生活行為・行動	基本的欲求の充足	基本的欲求の未充足	不足している力
\> 私の1日の生活状態と17項目の基本的欲求の充足と未充足状態および不足している力を明らかにするために，1日の行為・行動を書き出し検証してみよう。			
2：00	はっとして目が覚める。お風呂に入っておらず「もういいか，明日の朝入ろう」と思って，歯磨きして寝る。	歯磨きによる清潔の充足	入浴による清潔の未充足	意志力
7：00	目が覚める。カーテンを開き，窓を開け空気の入れ換えをする。トイレに行く。お風呂の準備をする。シャワーを浴びてすっきりする。昨日きちんと入っていれば良かったと後悔する。 お風呂から出て，普段着に着替える。	睡眠の充足 呼吸の充足 排泄の充足 清潔の充足 衣服の充足	入浴による清潔の未充足	意志力
8：30	テレビをつけて，朝食を食べる。	レクリエーションの充足 飲食の充足		
10：00	髪を乾燥させ，歯磨きをする。面倒なので，いつもの服に着替える。コンタクトレンズを着けて，化粧する。	衣服の充足 安全（活動）の充足 身だしなみの充足	好感の持てる衣服の未充足	意志力
11：15	大学に行くためドアの鍵を閉め，家を出る。 大学の坂を息を切らして登るが，足の筋肉がとても痛い。	学習の充足 安全（防犯）の充足	活動（運動）の未充足	体力
12：00	友達と学食でおしゃべりしながら昼食を食べる。	飲食の充足 人間関係の充足		
……………………………… 中途略 ………………………………				

16：40	大学が終わったので，レンタルビデオショップにDVDを借りに歩いて行く。	レクリエーションの充足 活動・姿勢の充足		
18：00	自宅マンションに着き，普段着に着替え，レポートを作成する。 ベッド上で横になる。	衣服の充足 学習の充足 休息の充足		
19：00	夕食を食べる。	飲食の充足		
………………………………………… 中途略 …………………………………………
23：00	テレビを消して，ベッド上でぼーっとして過ごす。	休息の過充足	学習の未充足	意志力
………………………………………… 中途略 …………………………………………
2：00	はっとして目が覚めて，風呂は明日の朝入ろうと思う。明日からはしっかりしなくてはと思いつつ，気分が悪くなり，寝付くまで時間がかかり，歯磨きし，コンタクトレンズを外して寝る。	口腔内の清潔の充足 目の安全の充足	入浴による清潔の未充足 健康管理の未充足	意志力 意志力

ながら生活しているのかについて，「今日の朝の起床から翌日の朝の起床までの24時間」を書き出し，基本的欲求の充足・未充足を明らかにし，充足に欠けている力を検証することです。すなわち，17の基本的欲求を持って生活している人（私）の理解ができます。

　方法は，「今日の朝の起床から翌日の朝の起床までの24時間」を書き出します。そして，自分は基本的欲求の17項目のどのような欲求を充足しながら，あるいは未充足のままで1日を生活しているのかを照合します。この照合により，未充足がある場合はどの力（体力，意志力，知識）が欠けているのかを確かめます。簡単なようですが，この学習によって，私たち人間は，基本的欲求を，身体・精神・社会・文化などの内的・外的環境によってダイナミックに変化させながら生活している存在であることが分かります。そして，体力，意志力，知識が生命の維持，健康の保持増進にどのような影響を与え，最終目標である自立と死に向かっている人であれば，質の高い生活を送るために何が必要であるかを理解できます。また，健康を害した人たちは，"常時存在する条件"および"病理的状態"などが，体力，意志力，知識の不足を招き，17の基本的欲求の未充足を引き起こしている存在

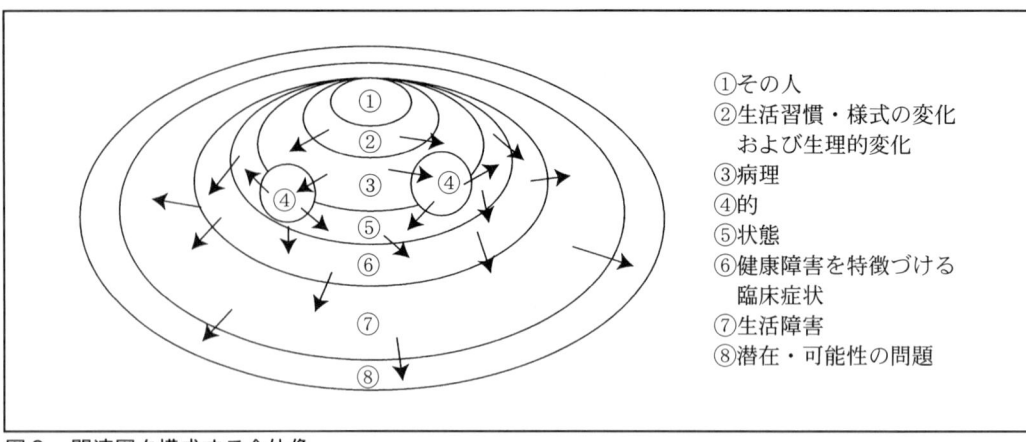

図2　関連図を構成する全体像

①その人
②生活習慣・様式の変化および生理的変化
③病理
④的
⑤状態
⑥健康障害を特徴づける臨床症状
⑦生活障害
⑧潜在・可能性の問題

にある人であるということがわかります。

（3）1段階−3　基本的欲求を変容させる病理的状態（関連図）

　筆者は，関連図を基本的欲求を変容させる病理的状態としてとらえています。その理由は，その人の生活障害は，精神・身体・社会・経済・文化的影響が基本となり，健康障害から引き起こされると考えられるからです。関連図はもともと病態図を指していますが，ヘンダーソンの看護観に基づいて作成する場合は，基本的欲求を変容させる病理的状態（健康障害の全体像）としてとらえます。

　基本的欲求を変容させる病理的状態（関連図）を構成する全体像を図示すると，**図2**のような構造になります。

　ヘンダーソンの看護観に基づく関連図は，基本的欲求に影響を及ぼす常在条件，基本的欲求に基づいた生活状態および基本的欲求を変容させる病理的状態の，過去─現在そして未来に向けて分析・解釈し，情報と情報がどのように関連し合って生活障害を引き起こしているのかを明らかにするものです。

　関連図の学習効果は，健康問題の誘因・原因の因果関係を明らかにすることで，健康問題の全体像を一目瞭然に把握することができます。さらに，患者の健康障害の予測性（予測の事態に対応する能力）に基づいた看護の方向性を明らかにすることもできます。筆者は，関連図の強化学習に，看護師の注意義務の予測性を置いています。注意義務とは「患者の健康問題を予測する知識と，その健康問題を回避するアセスメント能力，回避に必要な看護技術の実施」を言います。いわゆる健康問題の予測義務と危険回避義務違反を避けるために必要と考えています。

　また，関連図を看護過程のどの部分に位置づけるかで，学習内容に違いがあります。情報収集のアセスメント過程の途中に位置づけた場合は（本書では看護過程　様式3号　アセスメント），臨床判断までを導き出しますが，アセスメントの最終段階に位置づけた場合は，看護診断までを導き出すことになります（本書では看護過程　様式5号のあとになり

ます).いずれにおいても,関連図の必要性と,どの段階で何を学ぶかを明確にしておかないと,学生たちが関連図を作成する過程でとまどいが生じます。

〈①その人〉

①「その人」を頂点に位置しています。例えば,「その人」が「95歳の女性」であれば,「95歳の女性」の下に「高齢」を位置します。しかし,「その人」は95歳の女性,高齢であっても,「その人」を取り巻く家族背景や性格,これまでの仕事,人間関係などの精神・心理・社会・文化的環境要因(表2)も付随しているということです。

表2 その人を取り巻く要因

精神・心理的環境要因	性格,寂しがりや,頑固,友人・配偶者との死別 生きる目的・生きがいの喪失,家族間の人間関係 家庭での中心的役割からの引退,適応性の低下,ストレス,精神的葛藤,人生観,受療行動など
社会・文化的環境要因	経済力の低下,独居生活,高齢者世帯,公害,高層住宅,社会の第1線からの引退,職場からの引退,子どもと別居単身赴任,転居,役割のなさ,家屋のバリアフリー,日照時間,家屋の広さと構造など

〈②生活習慣・様式の変化および生理的変化〉

ヘンダーソンの看護観は,その人の自立に向けて手助けをすることです。とりわけ,看護は,その人の生活習慣に目を向けます。その人に誤った生活習慣や様式,あるいは加齢などの生理的変化(表3)はないか,①と関連させ考えます。

表3 高齢化による生理的変化

生活習慣	食生活の変化,加工食品の習慣的摂取,偏食,運動習慣の減少,嗜好品(喫煙,飲酒,飲料),外出の機会が少ない,話し相手がいない,早寝・早起き,教育・学歴,衛生の習慣など
加齢による生理的変化	五感の変化(味覚,嗅覚など)嗜好の変化,造血機能の低下,腎尿細管機能低下,最大換気量の低下,肺活量の低下,睡眠の変化,心拍出量の低下,骨密度の減少,嚥下能力の低下,代謝・排泄能力の低下,運動機能の低下,下肢の筋力低下,恒常性の低下による回復力の低下,視力の低下,聴力の低下,理解力・想起力・記銘力の低下,ウイルスへの抵抗力の低下,免疫力の低下,咀嚼機能の低下,神経機能の低下,姿勢などの反射平衡能力の低下,筋性防御力の低下など

〈③・④・⑤病理的状態〉

　誤った生活習慣・様式や高齢による生理的変化は,「その人」の健康を害し,病理的変化を引き起こします。関連図を構成する③,④,⑤は,誤った生活習慣や高齢による生理的変化が心身のある部分に病理的変化を生じ,ある病理的状態を作り上げるといった過程になります。これを心筋梗塞の例で簡単に説明しますと,**表4**のような学習過程になります。

表4　病理的状態の考え方

病理的状態		
③	④	⑤
生活習慣,食生活の不規則により冠動脈に硬化が生じ,冠動脈の狭窄・閉塞により心筋への血液循環が悪くなり,心臓に栄養や酸素を供給できなくなって心筋の壊死を招いた	心筋梗塞	心筋の収縮力の低下 心拍出量の低下

　従来の関連図は,この③・④・⑤の病態図を指していましたが,現況では各々の施設の教育方針に照らし合わせ,どの範囲まで学習するかといった違いがあるようです。

〈⑥健康障害を特徴づける臨床症状（臨床所見とも言います）〉

　病理的状態により現れる変化で,健康障害を特徴づける臨床症状になります。

〈⑦生活障害〉

　健康障害により現れる症状に影響される,および変化する生活の障害になります。生活障害は,ヘンダーソンの基本的看護の構成要素（1）〜（14）：（15）〜（17）に表れます。

〈⑧潜在・可能性の問題〉

　⑧は生活障害の未来になります。そのまま放置するとどのような転帰をたどるか,健康問題を引き起こす潜在的,可能性はないかを考えます。生活障害を来す要因は多様にありますが,このほかに医療行為が原因となる場合もあります。例えば,多剤の使用による副作用,手術,院内感染などです。

2）関連図のモデル

　では,関連図を構成する第1段階から第8段階までの学習の流れを,次の事例を通してデザインしてみましょう（図3〜7）。

〈事例紹介〉

　72歳の男性,妻,娘（離婚している）,孫の4人暮らしである。職業は鉄工所の旋盤工である。食事は娘さんが作っている。元来味の濃い物を好む。自宅で構音障害が現れ,入浴していたところ下肢の動きにくさを感じた。家人が入浴から出てこないので,心配して浴室に様子を見に行ったところ,右手・右足が動かず着替えができない状態であった。外来受診で,右視床出血と脳室内穿破が認められ入院となった。

第6章 看護過程の展開方法

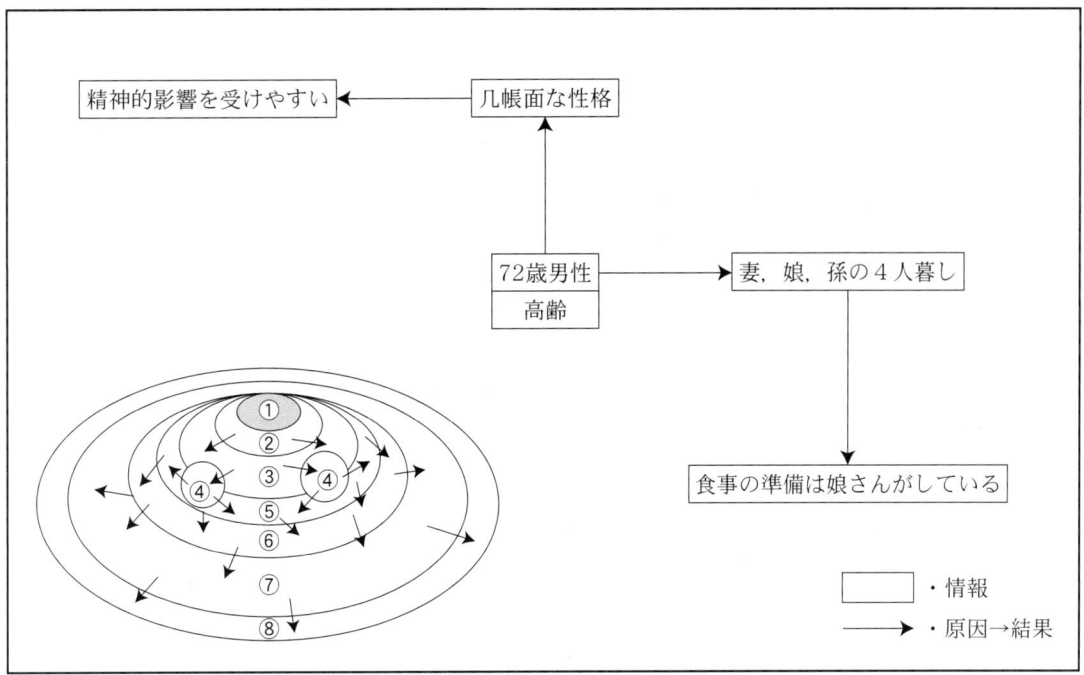

図3 第1段階（①その人）

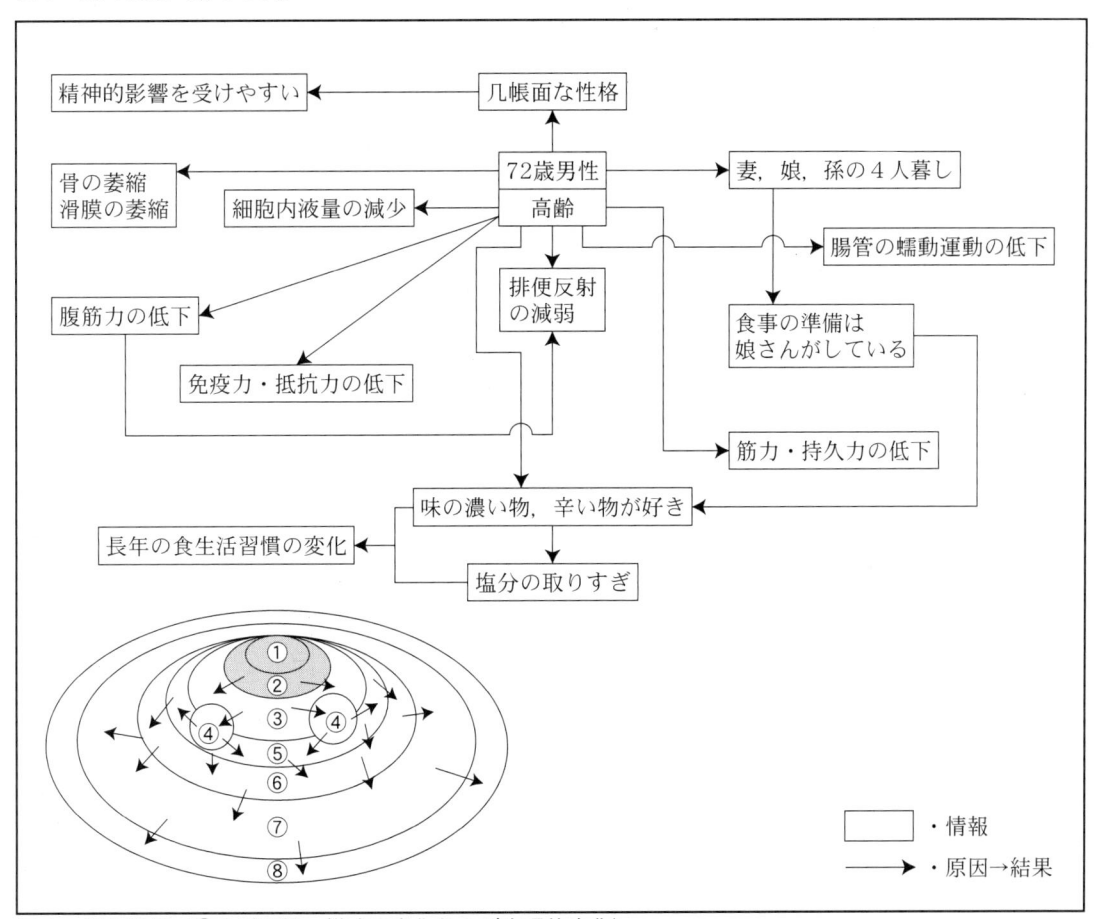

図4 第2段階（②生活習慣・様式の変化および生理的変化）

109

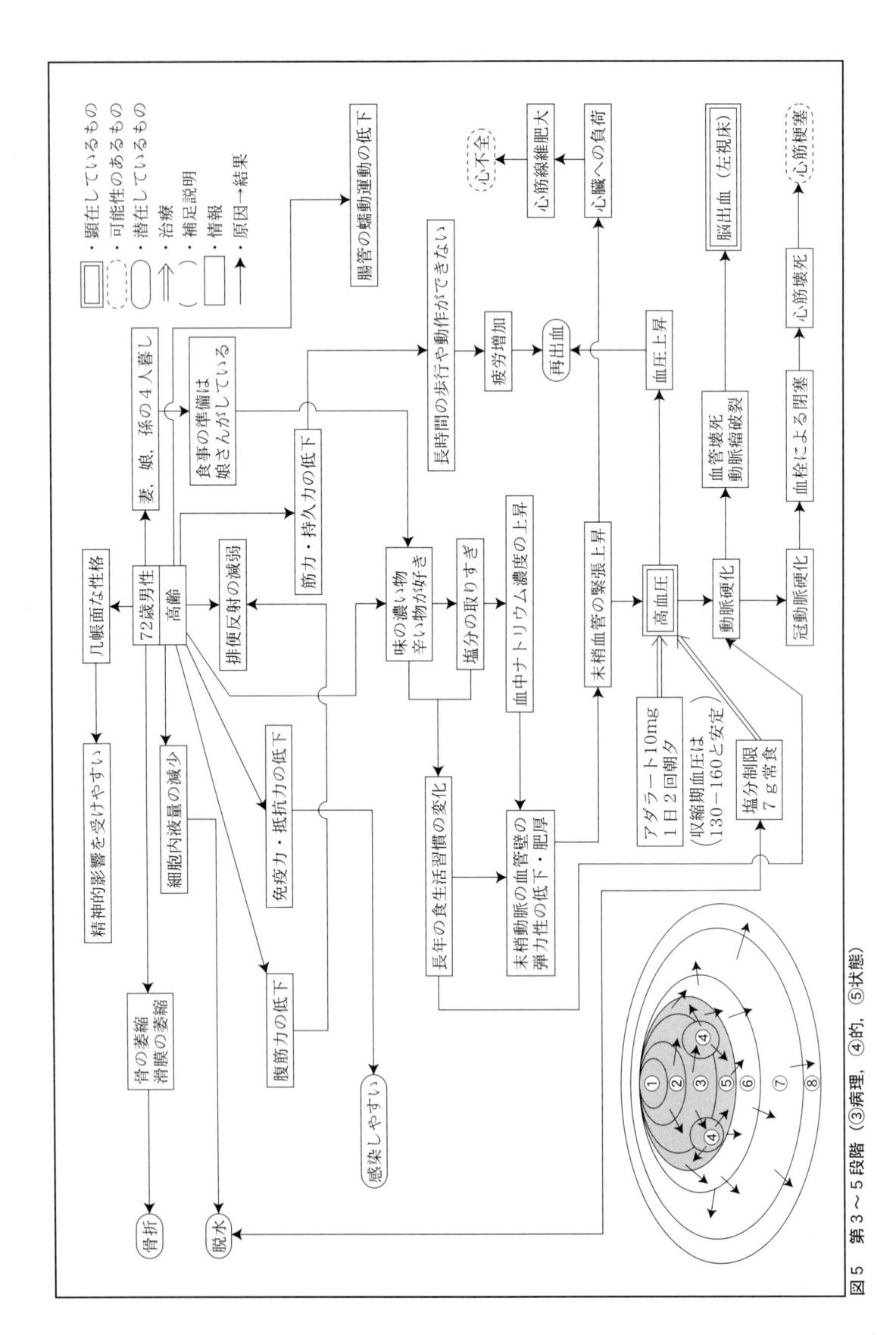

図5 第3～5段階（③病理、④的、⑤状態）

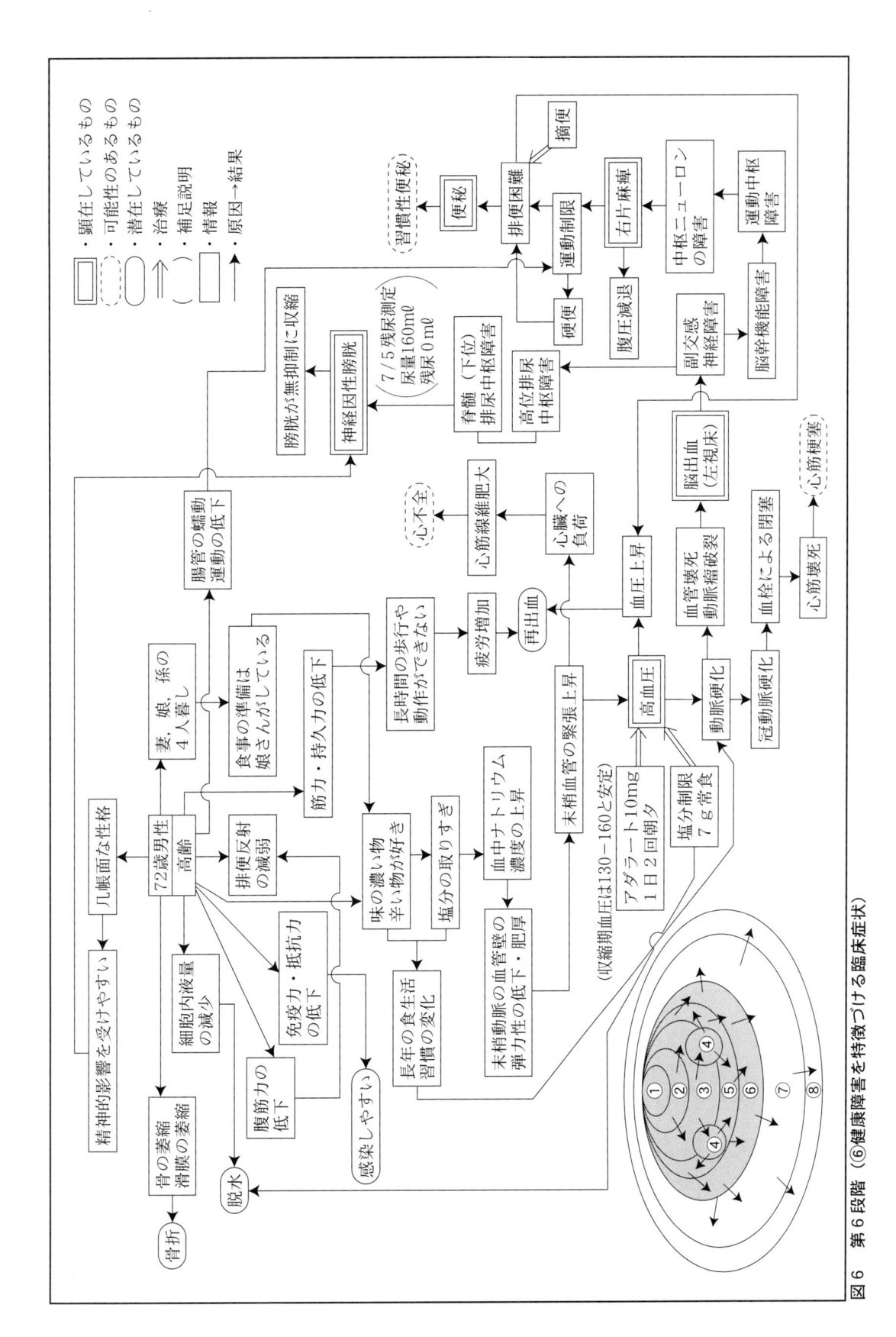

図6 第6段階（⑥健康障害を特徴づける臨床症状）

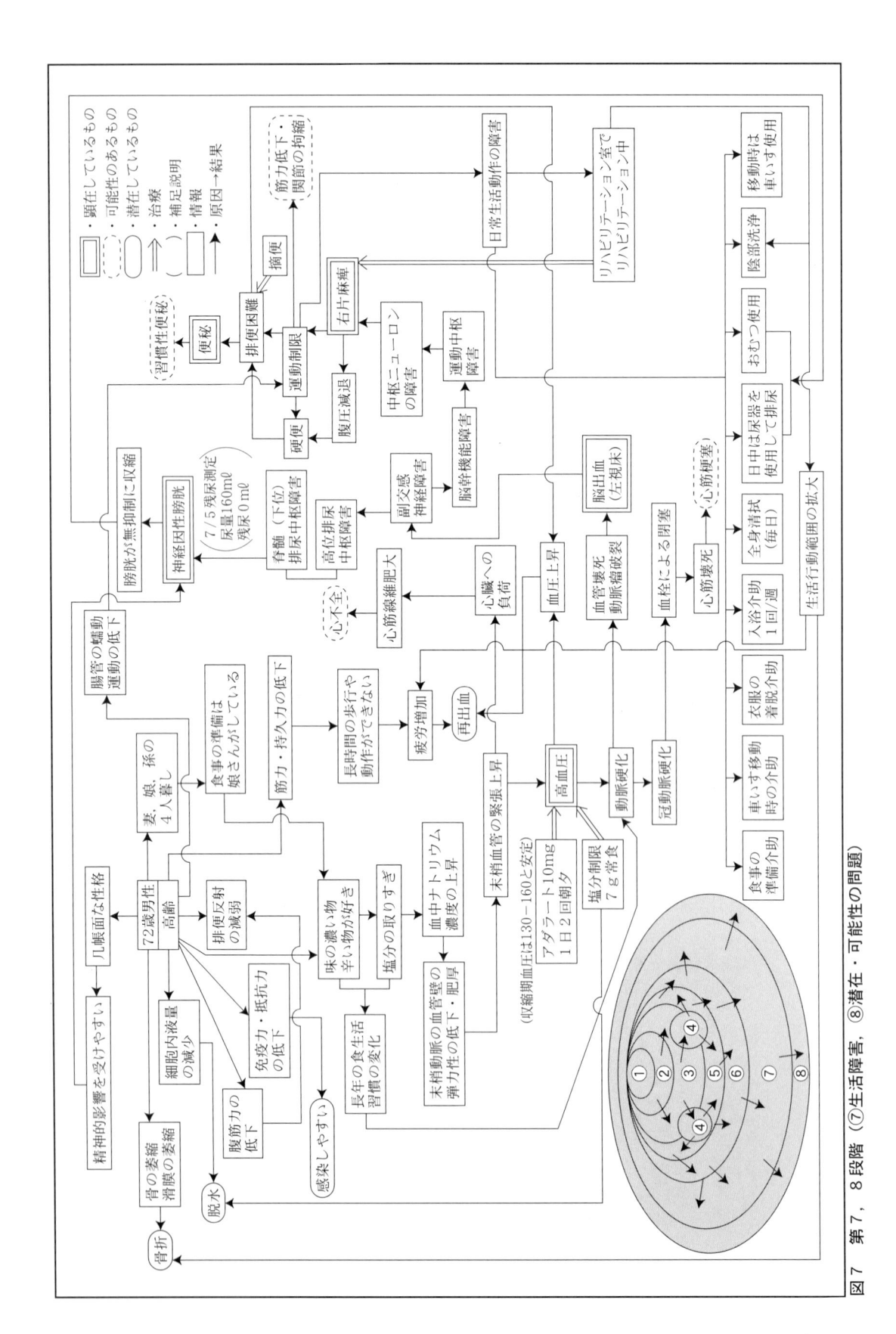

図7 第7, 8段階（⑦生活障害, ⑧潜在・可能性の問題）

3）アセスメントの2段階

アセスメントの2段階は、看護過程 様式4号に基本的欲求に基づいた生活状態の情報を整理する（負の臨床症状を抽出すること）ことによって、常在条件と病理的状態との因果関係を見ようとするものです（図8）。ここでは、基本的欲求が何によって変容しているか、また基本的欲求の未充足は何によって引き起こされているかを関連づけます。アセスメントの2段階は、ヘンダーソンの看護観に基づく看護過程を展開していくうえでの要（重要な位置づけ）となるものです。すなわち、看護診断を裏づける原因・関連因子（常在条件・病理的状態）と臨床症状の因果関係を明らかにする過程です。

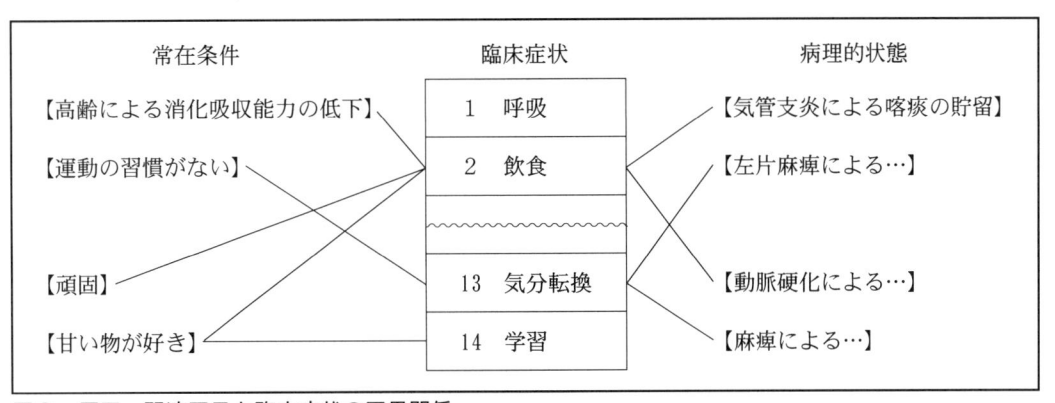

```
   常在条件              臨床症状              病理的状態

【高齢による消化吸収能力の低下】   1  呼吸      【気管支炎による喀痰の貯留】

【運動の習慣がない】           2  飲食      【左片麻痺による…】

                    〜〜〜〜〜〜〜

【頑固】                 13 気分転換   【動脈硬化による…】

【甘い物が好き】            14 学習      【麻痺による…】
```

図8　原因・関連因子と臨床症状の因果関係

4）アセスメントの3段階

アセスメントの3段階は、基本的欲求の未充足を明らかにするためにアセスメントの2段階までを解釈・分析し、臨床判断を導き出します。解釈・分析は、基本的欲求の充足に影響を及ぼしている常在条件・病理的状態について、病理、生理、解剖、生化学および社会環境因子や治療内容、検査結果などを考慮して科学的に関連性を踏まえて根拠を示します。また、解釈・分析は、患者の力、意志力、知識の不足（欠けている）によって基本的欲求の未充足が生じているのか、そして何ができて、何ができないのか基本的欲求の充足と限界を明らかにします。さらに、患者の基本的欲求の充足に向けて看護はどうかかわればよいのか、患者の健康レベル、個別性、治療方針などを検討し、今後予想される問題も考えてアセスメントし、看護の必要性を示します。

臨床判断は、14（17）の基本的欲求の各々の構成要素に導き出されますので、それぞれに導き出された臨床判断を統合し、看護診断化します。

解釈・分析するにあたって、患者の基本的欲求の未充足と限界をどうとらえるかを考えてみましょう。

（1）基本的欲求の充足力と限界

これは「基本的欲求の充足力に限界」のある患者のように，看護師が患者に代わって基本的欲求の充足を手助けする行為でなく，患者に不足している部分を看護師が手助けすることにより，患者が基本的欲求の充足をできることを言います。

患者の力，意志力，知識のどの部分にどの程度の手助けを必要としているかをアセスメントする方法として「基本的欲求の充足力と限界のアセスメントチャート」（**表5**）を活用すると，基本的欲求の充足力と限界を踏まえた焦点の解釈・分析（様式5号）の骨子を考えることができます。

〔基本的欲求の充足力と限界〕

a）力の充足力と限界
- 利き腕の可動域に限界があり，自力でスプーンを口元まで運ぶことができない。
- 片麻痺があり端座位のバランスが保てない。
- 心筋梗塞の急性期であり，ベッド上安静を強いられている。

b）意志力の充足力と限界
- 乳がんの切除術を受け，ボディイメージの変化に絶望的となっている。
- 退院しても何もすることがないと言って，退院を拒む。

c）知識の充足力と限界
- 糖尿病を併発し，血糖コントロールの必要性があるにもかかわらず，隠れて間食している。
- 主病像が高血圧であるにもかかわらず，病院食がまずいと言って，副食に塩分の濃い調味料を使用している。

（2）基本的欲求の充足力と限界に対する看護師の援助

- 患者の基本的欲求の充足力を見守り，必要に応じて手助けする。
- 基本的欲求の充足に不足している部分を助ける。
- 基本的欲求の充足力に限界があり，代わって基本的欲求の充足を助ける。

（3）基本的欲求の充足力に限界がある患者

基本的欲求の充足力と限界は，医学的治療を施しても，今までのように精神・身体機能を回復することが望めない，あるいは医学的治療を施すことによって回復するか，ある一定期間基本的欲求の充足に限界がある患者で，自力で基本的欲求を充足できないために，人的・物的・社会的手助けを必要としていることです。看護師は，患者の基本的欲求の充足のために援助・働きかけるだけでなく，適切な判断や意志決定までかかわらなければなりません。

〔基本的欲求の充足力に限界がある患者の例〕
- 視・聴覚に障害があり，感覚刺激に対して反応が低下している患者。
- 認知症や頭部外傷などで，健康について判断したり意志決定をするのが難しい患者。
- 急性心筋梗塞などの急性疾患で，安静を余儀なくされている患者。

第6章 看護過程の展開方法

表5 基本的欲求の充足力と限界のアセスメントチャート

基本的欲求の充足行動	援助の様式			基本的欲求の充足力と限界				基本的欲求の充足への援助			必要な資源
	①	②	③	①	②	③	④	①	②	③	
①呼吸				○				○			レスピレーター
②飲食		○		○					○		リハビリテーションスプーン
③排泄			○	○					○		おむつ
④姿勢・活動			○	○						○	車いす，ストレッチャー
⑤睡眠・休息		○		○						○	
⑥衣類			○								
⑦体温・循環										○	
⑧清潔			○	○						○	リフトバス
⑨安全			○	○			○			○	
⑩コミュニケーション	○										家族
⑪宗教											
⑫職業											家族
⑬レクリエーション			○	○						○	
⑭学習		○		○		○				○	
⑮自我		○			○			○			家族
⑯精神的・身体的安楽		○				○				○	家族
⑰性											

援助の様式
　①見守るだけで，必要に応じて手助けする
　②不足している部分だけ手助けする
　③全面的に手助けする

基本的欲求の充足力と限界
　①力・体力が不足している
　②意志力が不足している
　③知識が不足している
　④限界がある

基本的欲求の充足への援助
　①強化
　②補塡
　③保持・増進

必要な資源
　物理的・科学的資源
　心理的，社会・福祉的資源
　加工，応用　など

・脊髄損傷などにより下肢の完全麻痺があり，自力で移動動作ができない患者。
・術後絶対安静を余儀なくされている患者。

（4）臨床判断

　この臨床判断は，看護計画の世代に健康問題・看護問題・看護上の問題などと言われていたものと同じになります。看護診断は臨床判断が統合されたものになります。

　臨床判断には，顕在している臨床判断，潜在している臨床判断，可能性のある臨床判断があります。潜在している臨床判断は，看護計画の世代では問題の根拠と言われていたものと同じになります。すなわち，そのまま放置すればどのような結果を招くことになるかといった理由づけになります。また可能性のある臨床判断は，もしかすると予測していることになりはしないかといった将来を予測する問題になります。

〔臨床判断の例〕

a）顕在している臨床判断

・高体温による頭痛・全身の倦怠感
・長期安静臥床による食欲不振
・胃の全摘術による貧血

b）潜在している臨床判断

・飲水量の不足による脱水
・長期間の同一臥床による関節の拘縮
・経口的食事摂取不足による栄養低下

c）可能性のある臨床判断

・人工肛門造設術後によるボディイメージの変化に起因する悲嘆
・胃の全摘術後のダンピング症候群による栄養不良
・リハビリテーションの歩行訓練開始による転倒・外傷・骨折

（5）統合

　統合とは，関連している，共通因子を含んでいる幾つかの臨床判断を寄せ集め，名前をつける（同定）ことを言います。

〔統合の例〕

・長期安静臥床による食欲不振 ──────────┐
・経口的食事摂取不足による栄養低下 ──────┤ 栄養状態の変調
・胃の全摘術後のダンピング症候群による栄養摂取不良 ┘

第6章 看護過程の展開方法

3．基本的欲求の充足状態・範囲（患者の短期・長期目標）と看護の関係

　ヘンダーソンの看護は"看護の独自機能"で明文化されているように，その看護の要となるものが患者の体力，意志力，知識を助けることにあります。この体力，意志力，知識は患者が看護師の手助けにより自立に向かう決定要因ともなるものです。また，患者が自立に向かうためには，ただ単なる看護師の手助けだけでなく，患者が今ある自分の姿を適切に把握し，受け止めることができているかにも影響されるでしょう。すなわち，それが患者の自立に向かうための動機になり，さらに看護効果を左右する影響因子にもなるわけです。
　このようなことから，基本的欲求の充足状態および充足範囲と看護の関係は，下記の2－1式と図9で表すことができます。

$$y = mx \quad (2-1式)$$

　　　y：援助・働きかけの質と量
　　　m：変数：患者の体力，意志力，知識；看護師の過剰・過小援助
　　　x：期間

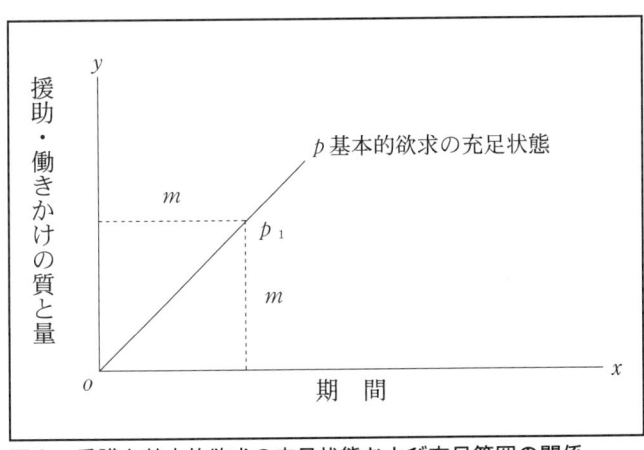

図9　看護と基本的欲求の充足状態および充足範囲の関係

　基本的欲求の充足状態 p および充足範囲 p_1 は，今ある現状（姿）o から x（期間），y（援助・働きかけの質と量）の任意の点 p に向かった一次関数で求めることができます。m（変数：患者の体力，意志力，知識）は，座標 p 点を変化させる変数になります。図9は，いつ，どこで，誰が，どの期間，どのような援助・働きかけを，患者の年齢，性別，健康のレベル，治療方針，患者・家族の希望などに合った，どのような方法で行うか目標

117

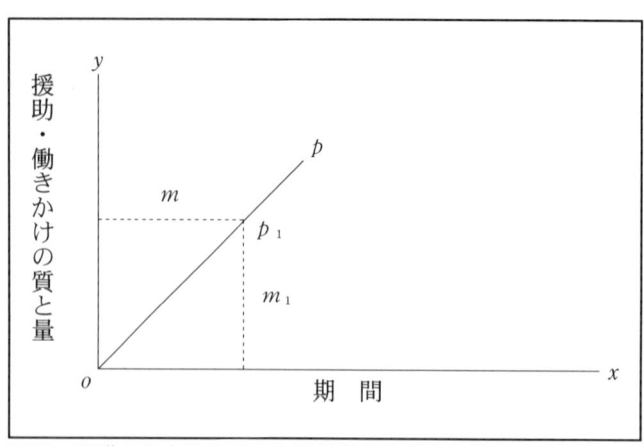

図10　看護と基本的欲求の充足状態および充足範囲の関係

を見定めたものです。

　援助・働きかけの質と量と基本的欲求の充足の関係を図10で説明すると，任意に定めた基本的欲求の充足範囲p_1点は，ヘンダーソンに従えば，看護の独自機能は患者に"力を貸すこと"を看護師の第一義的な看護活動であり，それも体力，意志力，知識が不足している，その足りない部分の担い手になると言っていますので，看護師の援助・働きかけの質と量がy，患者に欠けている，あるいは不足している体力，意志力，知識に対する看護師の過剰・過小援助が変数m_1になるわけです。

　では，看護師の変数によって，患者にどのような影響が現れるか考えてみましょう。

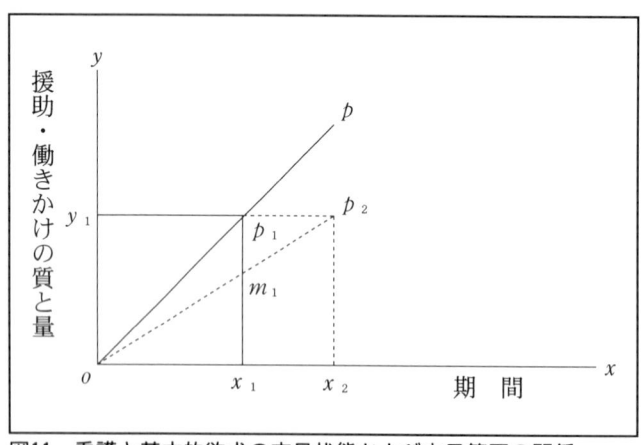

図11　看護と基本的欲求の充足状態および充足範囲の関係

　図11の看護師の援助・働きかけの質・量と期間の関係は，看護師の過少援助により患者の体力・意志力・知識の低下を表しています。m_1は看護師の援助と働きかけの質・量が過少になっていますので，患者の体力・意志力・知識は低下の状態になっています。よって，p_1は過少援助による患者の体力・意志力・知識が低下している状態になります。基

本的欲求の充足範囲はoからpに向かったp_2にあるわけですが，p_2は過少および低下している状態にあるので，oからm_1を通過したp_2になります。つまり，x_1からx_2へ期間が延長したことになります。これは，本来なら基本的欲求の充足範囲p_1にあるものが，p_2といった期間が延長したものになっているわけです。これを変数を仮定して計算してみましょう。片麻痺の患者のリハビリテーションが進み，自力で車いす移乗ができるように，基本的欲求の充足範囲p_1を7日間と仮定したとしましょう。看護師に過少援助による患者の力・意志力・知識の低下があり，援助変数に0.4マイナスがあったとします。$y=mx$（2-1式）にあてはめてみると，yはヘンダーソンの看護の独自機能より（"…体力，意志力，知識が不足している，その足りない部分の担い手になる…"から「変数：患者の力，意志力，知識の不足による基本的欲求の未充足＝援助・働きかけの質と量の不足」とみなす）$x=y$の関係にあるので，$7×0.4=2.8$となり，x_2は$7+2.8=9.8$になります。本来なら7日間で基本的欲求の充足範囲に到達できるところが，9.8日間かかったことになります。

　臨床例では，合併症の潜在的状態（再梗塞の危険性があるということ）で，不必要に移動動作を余儀なくされ，関節の拘縮を招き身体可動性の障害を招いたものがありました。

〈看護師の過少援助で患者に現れる影響〉

「看護師の変数」

・力の過少援助

・意志力の過少援助

・知識の過少援助

「患者に現れる影響」

・残存機能の低下（機能回復の遅延）

・回復意欲の低下（自立の低下）

・自己の健康面への気づきが低下（病状の悪化）

　図12の看護師の援助・働きかけの質と量と期間の関係は，看護師の過剰援助を表しています。m_2は看護師の援助と働きかけの質・量の過剰援助になります。よって，p_3は過剰援助の状態にあることになります。基本的欲求の充足範囲はoからpに向かったp_1にあるわけですが，p_3は過剰援助の状態にあるので，oからm_2を通過したp_3になり，期間はx_1で変わりません。つまり，y_1からy_2へ援助が過剰になったことになります。これは，本来なら基本的欲求の充足範囲p_1にあるものが，p_3といった看護師の援助と働きかけが過剰になっているわけです。これを先ほどの事例で計算してみましょう。片麻痺の患者のリハビリテーションが進み，自力で車いす移乗ができるように，基本的欲求の充足範囲p_1を7日間と仮定したとしましょう。看護師に過剰援助があり，援助係数の0.4プラスがあったとします。$y=mx$（2-1式）にあてはめてみると，yは先ほどのヘンダーソンの看護の独自機能より（"…体力，意志力，知識が不足している，その足りない部分の

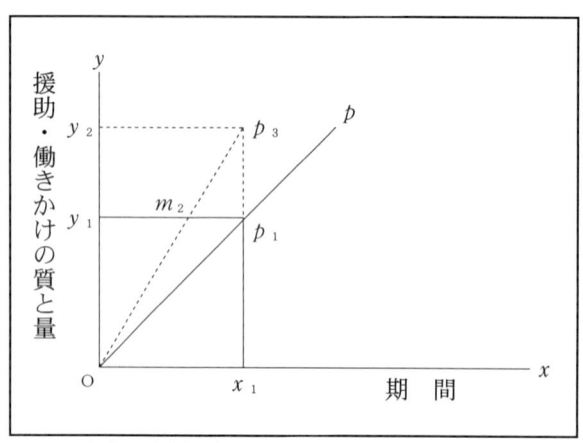

図12 看護と基本的欲求の充足状態および充足範囲の関係

担い手になる…"」「変数：患者の体力，意志力，知識の不足による基本的欲求の未充足＝援助・働きかけの質と量の不足」とみなす） $x = y$ の関係にあるので，$7 \times 0.4 = 2.8$ の過剰援助となり，y_2 は $7 + 2.8 = 9.8$ になります。本来なら7の適正援助で十分であるはずのものが，患者に2.8の過剰援助が加わったことになります。

　臨床例では，大腿骨頸部骨折の回復期の高齢の患者が，早く家に帰りたいと焦り一生懸命頑張って歩行訓練をしている姿を見て，過剰に励ましたところ，看護師の見ていない時に歩行訓練をされたため，廊下で転倒し再骨折して再手術になったものがありました。

〈看護師の過剰援助で患者に現れる影響〉

「看護師の変数」
・力の過剰援助
・意志力の過剰援助
・知識の過剰援助

「患者に現れる影響」
・不慮の事故（入院の長期化）
・自立の低下（依存心の強化）
・セルフケア能力の低下（甘えの強化）
・自己学習力の低下（健康の自己管理力の低下）

　このように，ヘンダーソンの看護観による看護過程は，患者の健康レベル，主治医の治療方針，性別，年齢および基本的欲求の未充足を見極め，患者と一緒に考え，共通の目標で患者に合った援助・働きかけがないと自立への遅れや，過剰な援助による病状悪化を招いたりします。

4．計画立案

　計画立案は，基本的欲求の未充足の診断（看護診断）と基本的欲求の充足状態（長期目標），基本的欲求の充足範囲（短期目標），共同の問題と看護目標（共同の目標）および基本的欲求の充足・強化・補填行動への援助活動から構成されています。

1）基本的欲求の未充足の診断（看護診断）

　これは臨床判断が統合されたものです。そして，看護診断は原因と臨床症状が裏づけとして構成されます。

　アセスメントにより基本的欲求の未充足の診断が同定されたなら，アセスメントの2段階に戻り，同定されたもの（例えば栄養状態の変調）であれば基本的欲求の構成要素のエリア（飲食）から原因となる常在条件，病理的状態，臨床症状を抽出します。

　これで，原因――**看護診断**――臨床症状が決まりました。

2）基本的欲求の充足状態（長期目標：3週間以上かかる目標）

〔基本的欲求の充足状態の例〕
　例：10月21日までに，自助具（車いす）の使用で日常生活ができる。

3）基本的欲求の充足範囲（短期目標：1週間くらいで達成できる目標）

　充足範囲は，援助した結果が評価できるように，いつまでに，どこで，誰が，どのようにして，どのくらい（量，時間，期間，距離），何ができるといった表現にします。

〔基本的欲求の充足範囲の例〕
　例：10月1日までに，（ベッドサイドで）自力で立位のバランス保持が2分間できる。
　例：9月25日までに，（ベッドサイドで）自力で端座位のバランス保持が5分間できる。

4）基本的欲求の充足・強化・補填行動への援助活動

　具体的な援助内容の計画を立案します。アセスメントの3段階で解釈・分析し，看護の方向性を見極めた具体的な展開になります。患者に欠けている，あるいは不足している患者の力，意志力，知識に対してどのようにして，充足・強化・補填すればよいか，看護師のかかわりによる援助活動を評価（患者にどのような変化を期待しているか）できる，表現できる内容で計画を立案します。立案は観察計画，ケア計画，治療計画，教育計画から成り立ちます。それは，臨床症状を軽減あるいは消失させたりする具体的な援助行為になります。

〔援助計画の例〕

　脳梗塞の急性期で右片麻痺があり，自力でベッド上での体動もままならないので，少し苛立って，「このくらいだったらすぐ治る」と言っています。
　このような患者に清潔の欲求と安全（危険を回避する）の欲求が充足できるように援助するにはどのようなケア計画を立案したらよいでしょう（以下のような計画例になるかと思われますので，参考にしてください）。

a）力に対する援助活動
　右片麻痺により，自力で清潔行為をするといった運動能力が発揮できないので，患者に代わって基本的欲求を充足できるように援助します。
　　例：麻痺足の清潔および血行循環を促すために足浴を行う。
　　　　　　　　　　↑
　　　　　　　期待していること

b）意志力に対する援助活動
　脳梗塞の急性期であり，再梗塞を起こす危険性が高いので，血圧の上昇因子ともなる苛立ちを緩和できるように援助します。
　　例：再梗塞の危険性を受け止めることができるように精神的葛藤について会話を持つ。
　　　　　　　　　　↑
　　　　　　　期待していること

c）知識に対する援助活動
　今の段階では，再梗塞を起こす危険性が高いこと，ベッド上の安静がどうして必要なのかまだ認識できていないので，主治医の説明と併せて，今の病気の段階，病気に対する健康の取り組みについて知識の補塡をすることを援助します。
　　例：回復への取り組みを高めるために，主治医の病状説明で不明な点はないかを確認する。
　　　　　　　↑
　　　　期待していること

　不明な点があれば，何が理解でき，どの部分が理解できていないかを一緒に考えます。
　　例：再梗塞の安全性を高める一番良い方法を一緒に考える。
　　　　　　　↑
　　　　期待していること

5. 共同の問題

共同の問題は，医師と看護師が一緒に取り組む，潜在している，あるいは可能性のある合併症を言います。つまり，健康障害，検査，手術，治療などに伴って起こる合併症を指します。

看護師は，それらの合併症が出現するのを最小限にするために，医師と共同して患者の管理をします。

〔共同の問題の例〕

a）健康障害がある場合
・多発性胃潰瘍で胃の全摘術を受けた患者
　　　合併症の潜在的状態：ダンピング症候群

b）検査がある場合
・心臓カテーテル法で冠動脈の造影を受けた患者
　　　合併症の潜在的状態：刺入からの内部出血
　　　　　　　　　　　　：脳塞栓
　　　　　　　　　　　　：不整脈

c）手術を受ける場合
・人工肛門造設術を受けた患者
　　　合併症の潜在的状態：尿閉
　　　　　　　　　　　　：ストーマ周辺の感染

d）医学的治療
・抗がん剤を服用している患者
　　　合併症の潜在的状態：消化管出血

6. 共同の目標（看護目標）

共同の目標は起こりうる合併症を早期に発見することと，医師の指示による予防と治療のための目標になります。目標には，異常徴候の早期発見と病状の看護管理の両側面が含まれます。

> ～の変化をモニターし，～の管理をする

〔共同の目標の例〕

例：大腿骨頸部骨折の骨頭置換術を受けた高齢の患者。

　　下肢の良肢位が保たれているかモニターし，高齢による退行現象が生じないよう全身状態の管理を行う。

引用・参考文献

1）リンダJ.カルペニート著，中木高夫訳：看護診断ハンドブック，第2版，医学書院，1993.
2）江川隆子：問題の総合・統合，EN看護学生版，Vol.4，No.1，P.63〜90，1995.
3）R.アルファロ著，江本愛子監訳：基本から学ぶ看護過程と看護診断，第2版，医学書院，1993.
4）大谷実：医療行為と法，弘文堂，1980.
5）池永満：患者の権利，九州大学出版会，1997.

◆―― 第7章
学生のための看護計画立案モデル

事例1

　80歳代の男性で，妻と次女の3人暮らしである。警察を定年退職し，その後陸運局の自家用車協会に70歳まで勤めていた。心臓が悪く心筋梗塞で入院治療を受け，通院中であった。日常生活や社会生活に支障はなく，高齢者としての普通の生活状態だった。

　4年前，80歳の時大腸がんの手術を受け退院するが，その後よりほとんど外出をしなくなり，通院のみの外出だった。昨年頃より下肢が弱まり，壁伝いに歩くのが精一杯であったが風呂には毎日入っていた。平成X年5月1日午前1時頃，家人が痰が詰まったような音（ゴロ音）を聞いたため，あわててそばに近寄り声をかけるが，開眼はしているものの反応はなかった。すぐ救急車を呼び乗車させるが，その時には左片麻痺の状態であった。診断名は脳梗塞であった。

　入院より6週間目の急性期からリハビリテーション期へ移行する段階を受け持った。受け持ち時は，日常生活はできず全介助であった。既往症には糖尿病，高血圧，陳旧性の心筋梗塞がある。合併症には閉塞性動脈硬化症と静脈血栓症がある。また，MRSA（＋3）に感染し，左鼠径部より白癬菌が検出されていた。

　糖尿病の血糖コントロール（FBS250〜300mm／dℓ）も悪く，毎日3回FBSチェックを行い，スライディングスケールでインスリンを受けていたが，血糖も徐々に下降し，100mm／dℓ台に落ち着き，1日1回のFBSチェックとなった。血圧の収縮期は120〜140mm／Hgと安定している。

糖尿病の長期臥床の合併症からくる閉塞性動脈硬化症と静脈血栓症があり，下腿から足背にかけて冷感と浮腫があり，膝下動脈の触知も微弱で足背動脈は触知できない状態だった。また，左前腕も静脈血栓により，浮腫，腫脹していた。治療にはプロスタグランディンの点滴とリバノール湿布，ケアとして毎日の足浴で改善が見られ，冷感，浮腫は消失し足背動脈の触知もできるようになった。

　MRSAの治療は，イソジン点鼻がなされている。白癬菌に対しては毎日陰部洗浄を行い，ドライヤーで乾燥させ，その後エンペシド軟膏を塗布している。また，おむつの湿潤を防止し，乾燥させる目的で陰茎にナイロン袋を取り付け，プライバシーの保護のもとでおむつをオープンにすることで白癬や発赤はほとんど消失した。

　健側の自助機能を生かし，尿器で排尿できるようにナースコールで尿意を知らせることから試みたが，ナースコールで知らせてくれても，すでに排尿している状態だった。併用して時間ごとの採尿を試みたが，尿器で採尿できるまでには至らなかった。

　日常生活は終日臥床状態だった。受け持ち2週間目でリハビリテーションの開始もあり，まずベッド上での端座位から初め，患肢には他動運動，健肢には自動ROMを行った。目標の自力での端座位バランスができるまでには至らなかったが，患肢の拘縮予防はできた。

　食事は嚥下障害があり，誤嚥予防のため経口経管栄養法（IOE）1日3回（1,200kcal）でエネルギーの維持がなされていた。経口的に飲食できるように，嚥下訓練を確実に行った。患者も食に対する基本的欲求も強く意欲的に訓練することで，水嚥下テストの評価も上がり，食事が経口的にできるまでに近づいた。

　口腔，気道内の分泌物の喀出ができず適宜吸引をしていたが，嚥下訓練により徐々に吸引回数も減り，ほとんど吸引しなくて良い状態になった。受け持ち時は肺雑音などが聞かれたが，それも聞こえなくなった。

　清潔行為は自分で拭けるところは，健側の自助機能を生かし可能な限り清拭させた。毎日の全身清拭から週2回の入浴に変更となった。

　車いすでの散歩ができるようになり，院外散歩による気分転換ができるようになった。

　家族関係は良く，妻と次女が毎日面会に来ているため，本人の闘病意欲への活力になっているようである。しかし，近々退院が予定されているが，家族は自宅療養は避け，ほかの病院に転院させ，そこでの療養を希望している。

第7章 学生のための看護計画立案モデル

Ⅰ．情報収集

1．アセスメント　1段階-1（基本的欲求に影響を及ぼす常在条件）

学生氏名	○*○		実習期間	年　月　日～　月　日
患者氏名	□*□*　　愛称（　　）	ⓂⓁ女 80歳代	住　　所	※※県
			健康保険	※※保険

主　訴： 診断名：脳梗塞（左片麻痺），陳旧性心筋梗塞 　　　　高血圧，糖尿病（インスリン依存性糖尿病） 合併症：閉塞性動脈硬化症（左下肢） 　　　　動脈性血栓症（左下肢）	入院　HX年　5月（　　内科より転棟　：病日）
	血液型　B型　＋　－　　輸血型　㊒・無
既往歴 　　40歳　狭心症 　　73歳　心筋梗塞 　　80歳　大腸がん手術	・アレルギー，感染性因子　㊒・無 　MRSA感染症（＋3） ・嗜好品　たばこ：たしなまない 　　　　　アルコール：たしなまない
現病歴 　70歳まで仕事をしていたが，心臓が悪くなり，心筋梗塞で近医へ入院する。4年前（80歳）大腸がんの手術を受け，その後からほとんど外出しなくなり，通院のみの生活だった。昨年頃より，足が弱まり家の中を壁伝いに歩き，風呂にも入っていたが，歩行は徐々に悪くなっていた。平成X年5月1日午前10時頃，家人が痰の詰まったような音（ゴロ音）を聞いたため呼びかけると反応はないが開眼はあった。救急車に乗る時は，すでに片麻痺の状態だった。	・家族構成（患者との関係・年齢・性別） 　　　　　　　　　　　　○50歳代 　　　　　　　　　　　　○50歳代 　　　80歳代□ 　　　70歳代○ 　　　　　　　　　　　　□40歳代 　　　　　　　　　　　　□40歳代
受け持ち時の状態： 　入院後，バイタルサインの変動，レベルの低下はなく6週間で，リハビリテーション病棟へ転棟となる。 　血糖のコントロールが悪く，FBS：250～300mg/dℓだったので，毎日血糖のチェックとスライディングスケールにより，インスリン療法を受けている。現在はコントロールも改善傾向にあり，FBS：166mg/dℓである。 　日常生活動作は全介助で食事はIOEである。排泄はおむつ使用中である。 　糖尿病と長期臥床からくる合併症で，閉塞性動脈硬化症（左下肢），動脈性血栓症（左下肢）を伴って，左下肢の浮腫，冷感が出現していたが，今は改善の傾向にある。点滴は5月26日でストップし，5月28日からリハビリテーション室でのリハビリテーションが開始となっている。	・本人の健康状態が家族に与える影響 　特にない ・家族性疾患・遺伝 　特にない ・家庭内での役割 　隠居 ・家族との相互関係 　妻と次女の面会は，毎日あり，人間関係は良い。妻は，家での療養は無理なので，ほかの病院へ転院し，長期療法を希望しているが期日は未定である。
主治医の治療方針： 　糖尿病からくる合併症を併発しないようにして，車いすに座れるようになれば，家族と相談のうえ退院を考えたい。	

日常生活の行動様式	
1日の生活様式	交代制勤務　有・無

家庭　　　　　　　　　　　（家族からの情報とれず）

　　　　　　　　　　　　　　　　　　　　　　　　　　　　　　　時

病院　　　　7　　　　　　　　12　　　　　　　17　　　　　21
　　　　　起床　看護・治療　IOE　看護・治療　IOE　　消灯
　　　　　　　　　　　　　BS測定　　　　　　BS測定

発達段階

身体的側面の評価
- 身長（ー）　cm，体重（ー）kg，肥満度（ー）　%

- 四肢のマヒ：左片麻痺

- 握力　左　　kg　右　　kg
　　　　　　　測定なし

- MMT（徒手筋力テスト）
　　　　　　　測定なし

- 日常生活行動の能力：全介助

- 自助能力・感覚
　　視力：良好
　　聴力：良好
　　言語：良好
　　排泄：おむつを使用している。
　　　　尿意はある
　　皮膚：左鼠径部発赤，発疹あり

- 月経　　準・不順，初経（　　歳）
　　　　閉経（　　歳），周期　　日型

認知的側面の評価

- 意識レベル：特記すべき情報なし

- 理解力：看護師の説明は理解できる。

- 長谷川式－R：測定なし

- 言語力：歯がないため，声にかすれがあり，聞き取りにくい。発語少ない。非言語的表現が多い。

- 心理テスト：測定なし

心理・社会的側面に対する本人の認識

- 性格（本人から）長所：温厚　短所：
　　　（家族から）長所：　　　短所：頑固，毒舌

- 対人関係・友達付き合い：入院前は人付き合いは良かった。

- 職業，学校：警察官　　　地位・役割：
- 仕事の満足度：家族の話では，現役時代は満足していたようだ。

- 居住地の内外の環境：情報なし

2．アセスメント　1段階－2（基本的欲求に基づいた生活状態）

呼吸	呼吸14回／分（規則的），聴診では肺雑音は聞かれない。呼吸に関する血液検査はHb13.8である。昔から喫煙の習慣はない。 　顔色，口唇，爪甲色は良い。1日1回SaO₂測定中（94～97％）。 　口腔気道内に分泌物（白色粘痰）が貯留し，自己喀出できないため，2時間おきに吸引を受けている。特に，IOEの前に必ず吸引し，IOE途中でむせないように注意を必要としている。
飲食	嚥下障害があるため，現在はリハビリテーションによる嚥下訓練（体操，寒冷刺激法）がなされている。含嗽中でも誤嚥するため，含嗽はしていない。経口からの飲食はしていない。栄養の維持はIOEとアイソカル400mℓ＋水200mℓのみである（1日3回で1,200kcal）。 　体格は普通である。インスリン依存性糖尿病で，1日3回血糖値を測定している。2週間前は血糖値200～300mg／dℓと高く，スライディング・スケールで1日3回インスリンを注射されていた。血糖値も次第に下降し，5月27日より3日間スライディング・スケールは中止となり，現在は朝1回インスリン30R20Uの注射で様子観察中である。 　同室者2名の患者がいるが，同じくIOEによる栄養維持を受けている。以前より，お酒はたしなんでいない。5月29日の電解質の血液検査ではNa138，K5.1，Cl101で電解質のバランスは保たれている。 　昔から甘い物が好きであり，娘もお菓子の会社に勤めていることもあって，お菓子ばかり食べていた。食事の偏食はなく，3食規則的に食べていた。
排泄	おむつ使用中である。左鼠径部に湿潤が原因と思われる発赤，湿疹が見られる。5月27日より，陰部洗浄後，ドライヤーで乾燥させエンペシド軟膏を塗布している。 　おむつは昼間1枚だけ使用し，陰茎にナイロン袋を装着し，できるだけ湿潤しないようにしている。「しっこ」と尿意はあるため，尿器による排尿訓練をしている。 　尿量測定中で1日700mℓ，尿回数は1日5～7回ある。 　左下腿，右前腕に浮腫があるが改善傾向にある。皮膚の乾燥はない。5月29日の血液検査では，BUN25.4，CRE0.8，Htc41.7である。 　便は毎日なく，平均4～5日に1回程度である。4日間排便がない時は，浣腸の指示（GE）が出ている。軽度腹満があり，グル音亢進気味である。腹部の圧痛はない。
活動 姿勢	現在，ベッドアップし端座位の訓練中である。5月28日より，リハビリテーション室へ行く予定になっており，初めての離床になる。ほとんど臥床したままだったので，刺激や気分転換が必要だが，端座位の訓練でもすぐに疲れてしまう。 　嚥下訓練中（体操，寒冷刺激法），左片麻痺である。健側は多少だが筋力の低下がある。患側の拘縮はない。車いすへの移乗は全介助を要する。
睡眠 休息	睡眠状態は良く，1日平均8～10時間寝ている。昼間は，必ず1時間ほど午睡をしている。声をかけると「きつい。眠い」といった反応はある。
衣類	左片麻痺あり，ほぼ全介助で更衣している。洗濯物は家人の面会の時，持って帰っている。
体温 循環	体温36.3℃，脈拍82／分（整），血圧140／70mmHg，5月29日の血液検査はWBC13,500，RBC424万，Hb13.8，Htc33.1である。 　高血圧症と診断されているが，最近の収縮期血圧は120～140mmHg台と落ち着いている。高血圧症の内服治療はされていない。

	左下腿に閉塞性動脈硬化症と静脈血栓症があるが，主治医の説明では改善の傾向にある。
左下腿足背の冷感と浮腫があり，毎日の足浴で循環を促している。鼠径動脈の触知は良好だが，左膝下動脈の触知は微弱で，足背動脈は触知できない。左前腕も1週間前より浮腫と腫脹が出現している。特に肘部全体に目立つ。やや熱感がある。浮腫の部分を触れると「少し痛いね」と言う。リバノール湿布で浮腫，腫脹は軽減しているが，疼痛はあるという。主治医の診察説明によると静脈血栓症の疑いがあるという。
ベッドアップ中，後の起立性低血圧はない様子で，顔色も良好である。
清潔	入浴は1週間に1回で，バイタルサインの測定結果により判断し，患者の体調を考え，当日に決めている。入浴日以外は，全身清拭，足浴，陰部洗浄を受けている。皮膚の乾燥はない。陰部（左鼠径部）に発赤疹あり，洗浄後ドライヤーで乾燥させ，エンベシド軟膏を塗布している。陰部に悪臭があったが軽減している。
口腔ケアは1日1～2回，イソジンガーグルを薄めた溶液をガーゼに浸して口腔内を拭き取るようにしている。
安全	褥瘡はない（2時間おきの体位変換を行っている）。MRSA（＋3）はイソジン点鼻で治療・予防中である。
環境整備は自力でできないので，援助を必要とする。同室者からの不利益となるものはない。
コミュニケーション	家人（70歳代の妻・50歳代の未婚の次女）の面会は毎日あり，家族の人間関係は良い。子どもは4人いるが，次女以外は結婚し独立している。次女は結婚を望んでいないと言う。妻と次女の3人同居である。「今日面会に来たら，入れ歯を持ってきてもらおう」と言う。
妻は今の状態での受け入れは無理とのことで，ソーシャルワーカーへ相談中である。予定では他院へ転院し長期療養を希望しているが期日は未定である。
医療従事者との人間関係も良く，穏やかに見える。
宗教	情報なし
職業	60歳まで警察官をして，その後70歳まで陸運局の自家用車協会に勤務していた。
警察官として働いていたことを誇りに思っている。
レクリエーション	今のところ，ベッドアップと看護師さんと話すこと。家族の面会が楽しみと言う。
学習	看護師の援助は素直に受け止め，協力的である。本人は早く家に帰りたい様子で，それが闘病意欲につながっている。
自我	妻の話では，口が悪くて頑固者である。
精神的・身体的安楽	血糖検査の時，注射されるのは嫌らしく「痛いもんね」と話す。IOEのチューブを飲み込む時苦痛がある。吸引は嫌らしく首を振る。生活の援助も苦痛らしく「疲れがたまる」と言う。
性	情報なし

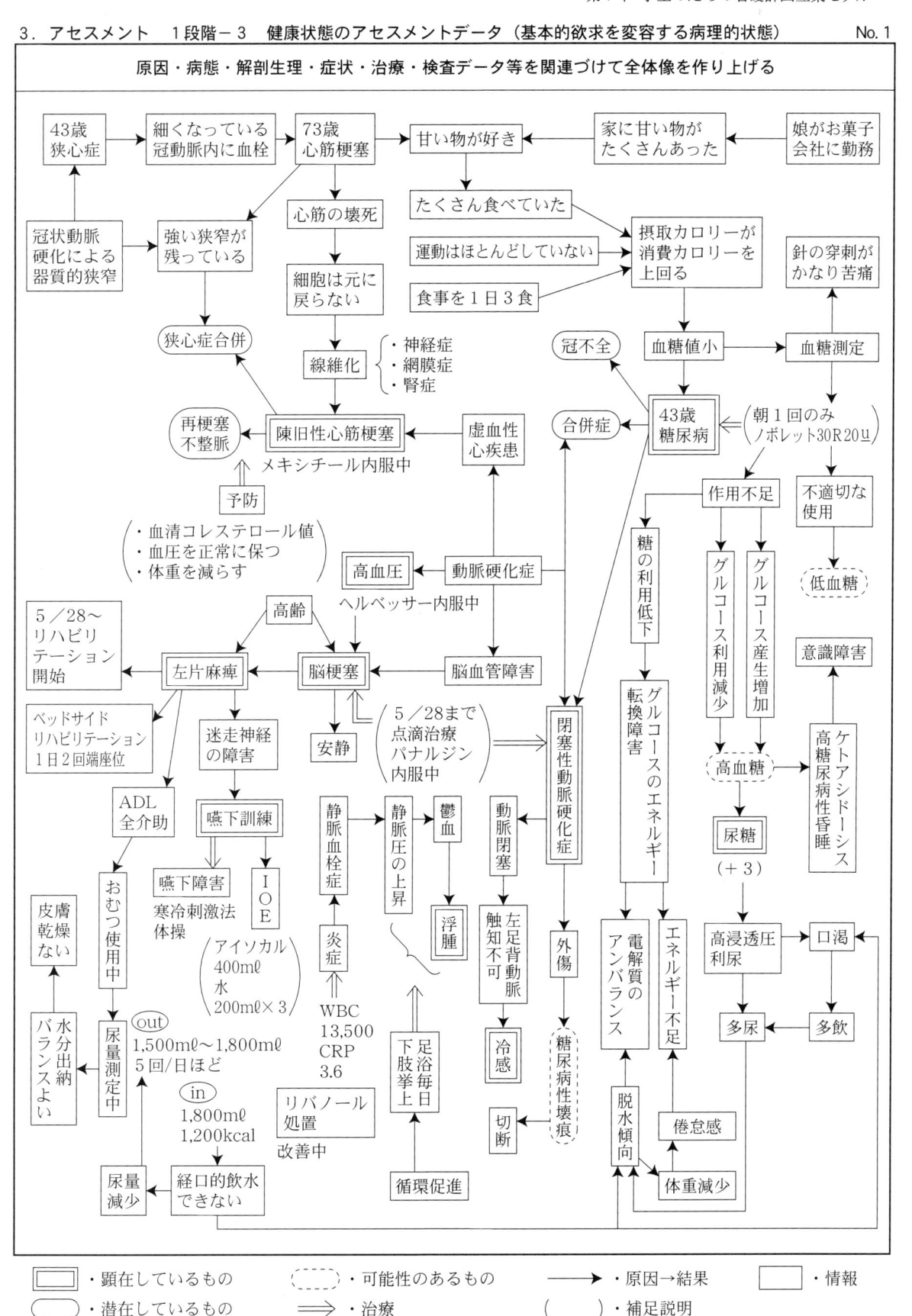

第7章 学生のための看護計画立案モデル

3．アセスメント　1段階-3　健康状態のアセスメントデータ（基本的欲求を変容する病理的状態）　No.1

原因・病態・解剖生理・症状・治療・検査データ等を関連づけて全体像を作り上げる

```
[43歳          [細くなっている    [73歳              [甘い物が好き] ← [家に甘い物が     [娘がお菓子
 狭心症]  →    冠動脈内に血栓] → 心筋梗塞] →                          たくさんあった] ← 会社に勤務]
                                      ↓                  ↓
[冠状動脈                          [心筋の壊死]      [たくさん食べていた]
 硬化による] → (強い狭窄が              ↓           [運動はほとんどしていない] → [摂取カロリーが   [針の穿刺が
 器質的狭窄]    残っている)        [細胞は元に        [食事を1日3食]              消費カロリーを    かなり苦痛]
                    ↓              戻らない]                                    上回る]
              (狭心症合併)             ↓           ・神経症                        ↓
                                   [線維化] ――― ・網膜症          (冠不全)   [血糖値小] → [血糖測定]
                                      ↓          ・腎症                           ↓
  (再梗塞    [陳旧性心筋梗塞] ← [虚血性    ←                     (合併症) ← [43歳      ← (朝1回のみ
   不整脈)          ↑           心疾患]                                   糖尿病]       ノボレット30R20ᵘ)
                [メキシチール内服中]                                          ↓
                    ↑                                                 [作用不足]    [不適切な
                  [予防]                                                  ↓          使用]
  ・血清コレステロール値                                            [糖の利用低下]  [グル  [グル       ↓
  ・血圧を正常に保つ       [高血圧]  [動脈硬化症]                         ↓      コース  コース   (低血糖)
  ・体重を減らす             ↑      [ヘルベッサー内服中]             [転換障害]  利用    産生
                           [高齢]         ↑                             ↓      減少]   増加]
 [5/28～                     ↓       [脳血管障害]                    [グルコースの                [意識障害]
  リハビリ           [左片麻痺] ← [脳梗塞]                           エネルギー]                      ↑
  テーション                        ↓   ↑                                                      [ケトア
  開始]                         [迷走神経  (5/28まで                                              シドーシス
    ↓                            の障害]  点滴治療                                             高糖尿病性
 [ベッドサイド                        ↓    パナルジン                                            昏睡]
  リハビリテーション                [嚥下訓練]  内服中)         [閉塞性動脈硬化症]                   ↑
  1日2回端座位]                        ↓                          ↑                         [高血糖]
    ↓                           [嚥下障害]  [I]              [動脈閉塞]                        ↓
 [ADL                          寒冷刺激法  [O]                    ↓                         [尿糖]
  全介助]                        体操     [E]                [左足背動脈]                    (+3)
    ↓                                                        触知不可                        ↓
 [おむつ     [皮膚                     [静脈血栓症] → [静脈圧の上昇] → [鬱血]     ↓                [高浸透圧    [口渇]
  使用中]    乾燥                          ↑              ↓           ↓      [冷感]             利尿]        ↓
    ↓      ない]                       (アイソカル       [炎症]        [浮腫]      ↓                ↓      [多飲]
           ↑                          400mℓ            ↑                    (糖尿病性           [多尿] ←
 [尿量     [水分                         水             WBC                  壊疽)                ↑
  測定中]   出納                        200mℓ×3)       13,500                ↓                 [電解質の   [エネルギー
    ↑     バランス                                    CRP                 [切断]                アンバ    不足]
  out      よい]                                       3.6                                   ランス]      ↓
  1,500mℓ～                           [リバノール                                                ↑      [脱水傾向]
  1,800mℓ                             処置]                       [下肢挙上]                     ↑          ↑
  5回/日ほど                           改善中                         毎日                    [倦怠感] ← [体重減少]
    ↑                                                                ↓
  in                                                              [循環促進]
  1,800mℓ
  1,200kcal
    ↑
 [尿量  ← [経口的飲水
  減少]    できない]
```

記号	意味
□	顕在しているもの
○	潜在しているもの
(破線□)	可能性のあるもの
⇒	治療
→	原因→結果
( )	補足説明
□	情報

No.2

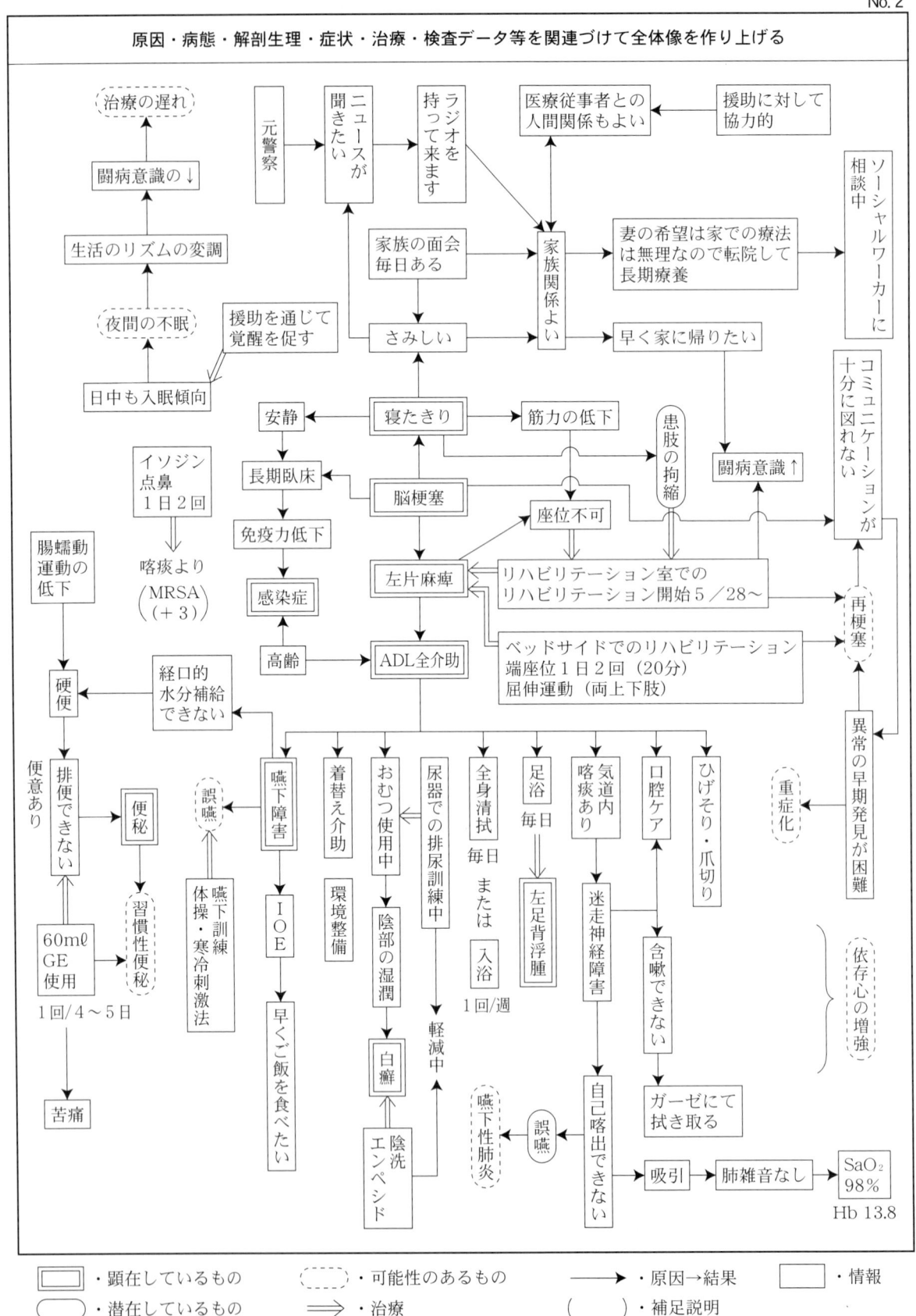

原因・病態・解剖生理・症状・治療・検査データ等を関連づけて全体像を作り上げる

主要な関連図の内容:

- 元警察 → ニュースが聞きたい → ラジオを持って来ます
- 家族の面会毎日ある → 家族関係よい → 医療従事者との人間関係もよい ← 援助に対して協力的
- 妻の希望は家での療法は無理なので転院して長期療養 → ソーシャルワーカーに相談中
- さみしい → 早く家に帰りたい
- 家族の面会毎日ある → さみしい
- (援助を通じて覚醒を促す) → 夜間の不眠 → 生活のリズムの変調 → 闘病意識の↓ → (治療の遅れ)
- 日中も入眠傾向 → 夜間の不眠
- 寝たきり → 安静 → 長期臥床 → 免疫力低下 → 感染症
- 寝たきり → 筋力の低下 → (患肢の拘縮)
- 脳梗塞 → 長期臥床
- 脳梗塞 → 左片麻痺 → 座位不可
- 脳梗塞 → 闘病意識↑
- イソジン点鼻 1日2回 ⇒ 喀痰より（MRSA）(+3)
- 高齢 → 感染症
- 左片麻痺 → ADL全介助
- リハビリテーション室でのリハビリテーション開始 5/28〜
- ベッドサイドでのリハビリテーション 端座位1日2回（20分）屈伸運動（両上下肢）
- (再梗塞) → 異常の早期発見が困難 → (重症化)
- コミュニケーションが十分に図れない
- 腸蠕動運動の低下 → 硬便 → 排便できない → 便秘 → (習慣性便秘)
- 便意あり → 排便できない
- 60mℓ GE使用 1回/4〜5日 → 苦痛
- 経口的水分補給できない → 硬便
- ADL全介助 → 嚥下障害 → IOE → 早くご飯を食べたい
- 嚥下障害 → (誤嚥) ← 嚥下訓練・体操・寒冷刺激法
- 着替え介助 → 環境整備
- おむつ使用中 → 陰部の湿潤 → 白癬 ← 陰洗エンペシド
- 尿器での排尿訓練中 → 軽減中
- 全身清拭 毎日
- 足浴 毎日 → 左足背浮腫
- 入浴 1回/週
- 気道内喀痰あり → 迷走神経障害 → 含嗽できない → ガーゼにて拭き取る
- 口腔ケア
- ひげそり・爪切り
- (依存心の増強)
- 自己喀出できない → (誤嚥) → (嚥下性肺炎)
- 吸引 → 肺雑音なし　SaO₂ 98%　Hb 13.8

凡例:
- □ ・顕在しているもの
- ○ ・潜在しているもの
- (破線) ・可能性のあるもの
- ⇒ ・治療
- → ・原因→結果
- (　) ・補足説明
- □ ・情報

SaO_2 98%

4．アセスメント　2段階（情報の整理と基本的欲求の変容および未充足の発生要因）

項目	基本的欲求の未充足の整理 D：(S) 主観的情報・(O) 客観的情報	基本的欲求の充足に影響する常在条件	基本的欲求の充足に変化を与える病理的状態
呼吸	口腔，気道内に分泌物が貯留する。自己喀出できず，吸引をしている。SaO₂，94〜97%，Hb13.8	高齢による胸郭運動と肺の弾性低下	脳梗塞による迷走神経障害
飲食	昔から甘い物が好きで，お菓子ばかり食べていた。 嚥下障害あり，経口摂取できない。 IOE（アイソジェン400mℓ＋水200mℓ）1日3回1,800mℓ（1,200kcal）。食前に嚥下訓練を行っている。 1日3回空腹時血糖測定。2週間前は200〜300mg/dℓと高値だったが，現在は150mg/dℓと安定している。インスリン注射は1日3回していたが，スライディング・スケールにより，朝1回ノボレット30R 20Uに変更された。 空腹感あり，「早くご飯が食べたい」と言う。	娘がお菓子の会社に勤めており，家にたくさんのお菓子があった 運動はしていない	脳梗塞による迷走神経障害 β細胞破壊によるインスリン分泌障害による糖尿病 血糖値の上昇による脂肪消費
排泄	BUN25.4，尿量測定1日1,500〜1,800mℓ。 便秘症で，4〜5日に1回，GE 60mℓ浣腸で硬便反応あり。 腹満感あり，腸グル音亢進。 「少しおなかが張っている感じがする」 おむつ使用のため湿潤がある。 左鼠径部に白癬があるため，毎日陰部洗浄後ドライヤーで乾燥し，エンペシド軟膏を塗布している。 陰部の乾燥を促すため，日中はおむつ1枚使用し，陰茎にナイロン袋をつけて排尿している。 尿意があるので，尿器で排尿訓練をしている。	高齢による大腸の蠕動運動低下	左片麻痺による長期臥床で腹圧がかけられない 左片麻痺による清潔行為障害
姿勢活動	長期間臥床していたため，ベッドアップによる端座位訓練中に「首が痛い」と訴えがある。 起立性低血圧はないが，訓練後疲労が残る。 あまり気分転換は図れていない。 嚥下訓練を受けている。	高齢による筋肉の萎縮，体力の低下	長期臥床による筋の拘縮 迷走神経障害による嚥下障害
衣類	全介助で更衣している。		左片麻痺による更衣障害

体温循環	収縮期血圧は，現在120〜140mmHgである。 左下腿から足背にかけて浮腫，冷感がある。 左膝下動脈の触知は微弱，足背動脈は触知できない。 右前腕の浮腫，肘関節部に熱感があり，リバノール湿布をしている。「少し痛い」と言う。 血液検査では，WBC13,500，RBC424万，Hb13.8，Htc33.1である。			動脈硬化による高血圧 静脈血栓症による静脈圧の上昇 閉塞性動脈硬化による末梢循環障害
清潔	週1回の入浴以外は毎日全身清拭，足浴，陰部洗浄を受けている。 入浴前のバイタルサインの測定結果で入浴が判断される。 口腔ケアは1日1〜2回イソジンガーグルを薄めた溶液をガーゼに浸して拭き取っている。 陰部湿潤，悪臭あり。			左片麻痺による清潔行為障害 動脈硬化による高血圧 迷走神経障害による嚥下障害
安全	MRSA（+3）感染症，イソジン点鼻で治療・予防中	高齢による免疫力，抵抗力の低下		院内感染
コミュニケーション	妻は家に受け入れて，自宅療養できないので，他院へ転院し，そこでの療養を希望している。	妻78歳であるので自宅での世話が困難 51歳の次女はお菓子の会社に勤務		左片麻痺により自力での生活動作ができない
レクリエーション	今のところ，家族と看護師との会話しか気分転換がない。	高齢であるので孤独になりやすい		左片麻痺による生活行動障害によるベッドでの生活 生活圏の縮小
精神的・身体的安楽	血糖測定の注射をされるのが苦痛である。 IOEのチューブを飲み込むのが苦痛である。 吸引は嫌で最中に首を振る。 ベッドアップで端座位訓練には首が痛い。 生活の援助も苦痛らしく「疲れがたまる」と言う。	高齢による筋肉の萎縮，体力の低下		β細胞破壊によるインスリン分泌障害による糖尿病 嚥下障害があり固形物を摂取できない 迷走神経障害による喀痰喀出困難 長期臥床による筋の拘縮

5．アセスメント　3段階（基本的欲求の未充足の解釈・分析と統合）

項目	基本的欲求の未充足の強化および解釈・分析		
	基本的欲求の充足力と限界を踏まえた焦点解釈・分析	臨床判断	統合
呼吸	脳梗塞による迷走神経障害で，気道内分泌物の喀出ができなくなっている。時々，無効な湿性咳嗽があるので，気管内分泌物による気道閉塞や呼吸困難，および嚥下性肺炎を引き起こす恐れがある。高齢で体力も衰え，咳嗽反射も低下していると思われるので，呼吸性2次感染と気道閉塞を予防するために，気道内分泌物を2～3時間おき，または適宜吸引する必要がある。	①迷走神経障害による嚥下性肺炎の危険性 ②気道閉塞による窒息の危険性	①，②，⑤，⑥，⑨，㉒ 誤嚥のハイリスク状態
飲食	娘がお菓子の会社に勤めているため，家にはお菓子が十分にあった。元来甘い物が好きで，よくお菓子も食べ，食事も3食規則的にきちんと食べていたという。しかし，運動はほとんどしていなかったので，摂取カロリーが消費カロリーを上回り，その結果，40歳で糖尿病を併発したと考えられる。 　現在，朝1回のインスリン30R20U注射で，空腹時血糖は150～200mg／dℓまで降下しているのは，長期臥床にあり，運動によるエネルギーの消費がないこと，さらに嚥下障害により経口的に飲食できず，IOEのみのエネルギー摂取にある状況なので，血糖のコントロールができていると思われる。しかし，その反面「昼御飯を食べていない」などの訴えがあるので空腹感も強いと思われる。今後，病状の回復と共に経口的に飲食も可能になるので，家族だけでなく本人にも糖尿病に対する自己管理の必要性や合併症の予防などの知識を補填しなければならないだろう。 　嚥下訓練を行ってはいるものの，経口的な飲食はまだ先と考えられるので，空腹に対する苦痛や，IOEチューブを飲む時の苦痛はあるが，今のところエネルギー維持に必要な手段として協力を願うしかないだろう。できるだけ，人間として最も大切な欲求である食事が早くできるよう，回復に向けての意志力と訓練による嚥下力を高める必要があると思われる。	③高血糖による合併症の可能性 ④低血糖発作の可能性 ⑤IOEのみによる空腹感，それに伴う精神的苦痛 ⑥嚥下障害により経口的摂取ができないことによる栄養障害	⑩，⑭，⑮，⑯，㉑，㉕ 身体可動域の変調
排泄	排便は便秘傾向で4～5日にGE60mℓの浣腸で1回排便がある程度である。腸グル音は良好だが，硬便は長期臥床による運動不足と経口的に水分補給ができないことが原因であろう。このまま便秘状態が続くと，習慣性便秘に移行する可能性も大である。リハビリテーションの開始と共に気分的にも変化が出てくるので，排便状態も良くなるのではないだろうか。	⑦便秘のため浣腸に頼らなくてはならない ⑧嚥下障害があり，経口的に水分の補給ができない	⑩，⑪，⑫，⑬，⑭，⑮，⑯，⑰，㉑，㉕ セルフケアの不足

	まだおむつを使用しており，陰部にも白癬があるので乾燥させるために，毎日陰部洗浄後ドライヤー乾燥させ，その後エンペシド軟膏を塗布し，陰茎にナイロン袋を取り付け，おむつ外に排尿を試みている。おむつ外に排尿を試みてからは，白癬も軽減しているので，今の状態で効果まで持っていきたい。 　現在は，自力で排尿行為ができるように，前段階として膀胱訓練を行っている。患者には尿意が残されているので，尿器による排尿を促すために，尿意がある時は，排泄行為の基本的欲求の獲得に向けての意志力と膀胱反射の力を強化するための手助けとして，ナースコールの押し方から説明し，指導をしているが，まだコールを押すタイミングが悪いため失敗する時がある。今の状態を繰り返すことで，何度か練習していくうちにうまくできるようになると思われる。	⑨習慣性便秘の可能性 ⑩運動不足による腸の蠕動運動低下に起因した便秘 ⑪おむつ使用による陰部の湿潤に起因する白癬の増悪	入浴セルフケアの不足 ・更衣セルフケアの不足 ・排泄セルフケアの不足
姿勢活動	リハビリテーションも開始となり，離床する機会もでき1日2回の端座位であるが，少しながら臥床時間も少なくなっている。これまでのように，臥床時間が長くなると，闘病に対する意志力も減退すると考えられる。援助の中で会話の機会を多く持つことにより，何も考えていない時間や，臥床の時間を少なくすることにつながると思う。しかし，その反面，今までのように何も考えず，寝ている時間から起きている時間が長くなるので，本人の疲労感も出てくると思われるが，退院へ向けての闘病意欲や意志力を高めるための刺激になるのではないだろうか。 　左片麻痺があり，自力で体位変換する力が欠けているので，褥瘡の発生の恐れもある。同一部位の長期圧迫を避けるためにも2時間おきの体位変換の手助けが必要である。 　また，左片麻痺による左上下肢の筋肉の萎縮・関節の萎縮の恐れも大であるので，リハビリテーション室の指導によりベッドサイドで可能な限り，筋力の強化，関節の可動域の拡大に向けて援助をしなければならない。 　健側の右上下肢の筋力は十分にあり，動かす意欲もあるので，残存機能を強化し，それを麻痺側の自助機能として生かせるようにしたい。	⑫長期臥床による回復意欲の減退の可能性 ⑬リハビリテーション開始の疲労による治療拒否の可能性 ⑭自力で体動できないことによる褥瘡発生の危険性 ⑮麻痺側上下肢の筋肉の萎縮，関節の拘縮の可能性	
衣類	左片麻痺のため，まだ自力で座位バランスができないので手助けを必要としている。看護師の援助で，更衣の全介助やバランス保持を続けると，バランス保持に対する依存性を高めることになり兼ねないので，自力によるバランス保持ができるようにしたい。健側の右上下肢の筋力は十分にあるので，強化することにより，一部を手助けすることで更衣は自力でできるようになると思われる。	⑯座位バランスができないことによるADL行動の退行の可能性 ⑰更衣に対する依存心が強化する恐れがある	

体温循環	浮腫は，閉塞性動脈硬化症による冷感および血色不良と静脈血栓症により，静脈圧の上昇によりうっ血している考えられる。浮腫は左下腿から足背にかけて現れており，左足背部の動脈触知はできなくなっている。これが起因となって糖尿病性壊疽を引き起こす危険性がある。点滴による浮腫の治癒が行われ軽減しているので，毎日の足浴で循環を促している段階である。高齢であり，合併症の改善に向けての自然治癒力も低下していると思われ，また高血圧の合併もあるので動脈硬化にも注意しなければならない。現在の血圧は104／70mmHg程度に安定しているが，患者は血圧のモニターや合併症の早期発見ができないので，看護師による知識の補填や代替えによる観察が必要である。	⑱糖尿病性壊疽の可能性 ⑲静脈血栓症による浮腫の増悪と再発の恐れ ⑳血圧上昇により偶発症の発生の恐れ	⑱高血糖動脈硬化による壊疽，合併症の恐れ ⑳高血圧，動脈硬化による再梗塞の恐れ
清潔	左片麻痺があり，自力で清潔保持ができず，他者の手助けで清潔の充足を保持している。毎日の全身清拭と足浴，陰部洗浄や口腔ケアを他人に依拠しなければならない。入浴においてもバイタルサインが不安定のため行われていない状態である。 　口腔ケアは嚥下障害により含嗽できないので，感染防止のためイソジンガーグル希釈溶液をガーゼに浸して拭き取る程度である。清潔を自力で充足できるよう感染予防，気分爽快，清潔保持のためにも体力の強化をしなければならない。 　また，健側の右手は動くので，残存機能の開発で，自力で行えるところは自分で行うよう手助けしなければならない。	㉑左片麻痺により，自力で入浴行為ができない ㉒脳梗塞により嚥下障害があり含嗽できない ㉓左片麻痺があり，自力で清潔行為ができない	 ㉓，㉔感染症
安全	長期臥床と高齢による免疫力の低下に伴い，院内感染でMRSAに感染したと思われる。 　現在はイソジン点鼻により治療しているが，他患への感染を防ぐためにも，治療はもとより，看護師からの感染も注意しなければならない。	㉔高齢，抵抗力の低下があり，MRSAに感染している ㉕左片麻痺があり，自力で日常生活行動ができない	
コミュニケーション	家族の面会は毎日あり，家族の関係は良いと思われるが，妻の希望は，世話するための体力もなく，家での療養は無理ということで，病院での加療を期待している。本人は家に戻りたい様子であるが，そのことについてはまだ話をしていない。 　家での療養を阻む原因に左片麻痺による日常生活の困難にあると思われるので，本人の残存機能の開発いかんによっては，妻の考え方も変わるのではないだろうか。 　現在ソーシャルワーカーに相談し，他院へ転院する予定であるが，そのためにも自宅で介護を困難にする自採尿，更衣，食事だけは自力でできるようにしたい。	㉖日常生活全般にわたり全介助を必要とする ㉗家族の介護力がないので自宅療養ができない	

II．看護診断
1．看護診断と計画立案

共同の目標	

日付	基本的欲求の未充足状態の診断	基本的欲求の充足状態 基本的欲求の充足範囲	OCTE	基本的欲求の充足・強化・補塡行動への援助行為
5/28	ND1） 脳梗塞による左片麻痺に関連した身体可動性の障害 ・終日臥床が多い ・健側は多少筋力の低下がある ・車いす移乗には全介助を必要としていることから証明される	健側の残存機能を強化し，車いすで日常生活ができるようになる ①6／12までに端座位のバランスを1分間保つことができる ②患側の筋肉・関節の拘縮が出現しない	O T	1．ベッドサイドでの訓練後，バイタルサインの測定と全身状態の観察を行い，患者の訴えなどで，低血糖症状など異常徴候の有無を確認する。 2．座位時の起立性低血圧の出現を早期発見するために脈拍の緊張に注意する。または血圧測定を行う。 3．訓練中，偶発症を起こさないよう関節可動域を超えることにならないように注意する。 4．偶発症を避けるため良肢位は保たれているか絶えず観察する。 5．患側に拘縮が現れていないか観察する。 1．患側の拘縮・萎縮を来さないよう以下のことを行う。 　1）患肢には，他動的ROMを行う。 　　健肢には，自動的ROMを行う。 　　（毎日14時に各20回ずつ行う） 2．端座位は1日1回14時30分から，20分間行う。 3．リハビリテーション室で指導のもと，9時に以下のことを受ける。 　1）関節や組織の捻挫保護のため，運動させる。関節の上下を支える。 　2）痛みに耐えられる範囲で，優しくゆっくり筋肉をリラックスする余裕を与える。 　3）ROM訓練は仰臥位が最も効果的なので，仰臥位か座位で行う。 　4）端座位のバランスが保てるように，保持介助を少しずつ減らしていく。 4．偶発症を避けるため，以下のことを行う。 　1）長時間の座位，臥位は避ける。 　2）2時間置きの体位変換を行う。 　3）臥位時，左股関節の外旋予防のため砂のうで固定する。 　4）手指の良肢位も支持する。 5．精神的退行現象を起こさないために日中の臥床時間を少なくし，患者の状態に合わせて，ベッドアップの時間を増やしていく。

			E	1.	端座位の際，麻痺側に倒れがちなので，右側へ体重をかけるよう意識させ，バランスを保つよう指導する。
				2.	患肢を外傷させないように，健肢でしっかり支えるよう指導する。
5/28	ND 2) 嚥下障害と喀痰喀出ができないことに関連した誤嚥のハイリスク状態 ・口腔，気道内に分泌物が貯留しているが，自己喀出できないので吸引を受けている ・経口摂取できずIOE中 ・誤嚥するので含嗽ができないことから証明される	嚥下力が強化し，経口的に飲食ができる ①6/12のまでに，嚥下訓練をかけ声に合わせて正確にできる ②強い咳嗽ができる	O	1.	誤嚥による合併症を防ぐために以下の観察を行う。 　1）呼吸状態。 　2）肺雑音，咽頭ゴロ音の有無。 　3）舌苔が発生しやすいので，訓練中にも口腔内の観察を行う。 　4）分泌物の貯留の有無，吸引時痰の正常を観察する。 　5）IOE後，逆流やムセはないか，また嘔心・嘔吐，腹部膨満はないか観察する。 　6）嚥下訓練の状態の観察。 　7）訓練の必要性を理解しているか。 　8）有効な咳嗽ができないため，誤嚥に注意する。
			T	1.	以下の嚥下訓練は，IOEの前に各10回ずつ11時に行う。 　1）頸部のリラクセーション 　　（1）右，左，右回旋，左回旋，前後に倒し，5～10秒ゆっくりとストレッチをする。 　　（2）肩をすぼめるように，ぎゅっと力を入れ，十分に力が入ったら，徐々に力を抜く。 　　（3）口唇の突出「う」という口の形をつくらせる。 　　（4）舌をできるだけ前方の突き出させ，しっかり引っ込める。左右の口角に順番につける。上唇，下唇と交互に舌先をつける。 　　（5）顎を大きく開け，ぱっと閉じる。 2. 呼吸量を増加させる目的で，腹式呼吸の練習をする。吸気は鼻から，（5秒停止）呼気は口をすぼめて6秒位かけて行う。 3. 寒冷刺激法は，嚥下訓練後行う。 　1）前口蓋弓を各10回を3セット刺激し，嚥下反射を繰り返し，誘発させる。 4. 1）のあと，口腔ケアを行う。 　　（イソジンガーグル希釈溶液をガーゼにつける）

				5．IOE中，ムセや誤嚥がないようにあらかじめ，気道内分泌物を吸引しておく。また，適宜吸引する。 6．IOEチューブによる嚥下訓練を行う。 7．吸引する前に，自己喀出の訓練として息を大きく吸ってもらい，強い咳嗽をしてもらう。 8．毎週金曜日に，水嚥下試験で嚥下状態の評価を行う。
			E	1．食事に対する欲求は強いので，そのためにもしっかり訓練するよう励ます。
5/28	ND3） 左片麻痺に関連したセルフケアの不足 ①入浴・清潔セルフケアの不足 ・週1回の入浴以外は，毎日の全身清拭，足浴，陰部洗浄を受けている ・陰部に白癬ができている（湿潤，悪臭がある） ・口腔ケアを受けていることから証明される	残存機能を強化し，セルフケア能力を高めることができる ①6／12までに，タオルを手に持ち，自分で拭ける部位（顔，胸）の清拭ができる ②「自分で拭く」または，そのようなしぐさが見られる	O	1．入浴の偶発症を防ぐために前と後のバイタルサインの変化に注意しながら介助する。 2．入浴時は皮膚の状態も併せて観察する。 3．口腔ケア時，口腔内の粘膜の状態を観察する。 4．言葉，しぐさ，表情などの非言語的コミュニケーションで意欲を観察する。 5．陰部の湿潤の状態を観察する。 6．爪やひげが伸びていないか観察する。 7．清潔行為の基本的欲求のギャップを観察する。
			T	1．清拭は基本的欲求のギャップに基づいて，自力で拭ける部位（顔，胸）は自分で清拭してもらう。 2．毎日10時に足浴と陰部洗浄を行う。 　（足浴は，車いすに移乗させて行う。陰部洗浄後は，湿潤予防のためドライヤーで乾燥させる） 3．入浴介助は，週1回バイタルサインの状態により決定する。 4．口腔ケアおよび舌苔が発生しやすいので，毎日11時30分にイソジンガーグル希釈溶液をガーゼに浸して拭き取る。 5．爪やひげが伸びていれば切る。 6．看護師によるケアの行為は，リハビリテーションの1つとして健側の残存機能を活用させて行う。
	②更衣セルフケアの不足 全介助で更衣を受けなければならないことから証明される	①6／12までに，上着のボタンをとめることができる	O	1．更衣行為に対する意欲，基本的欲求のギャップを観察する。
			T	1．必要以上の介助はせず，健側を活用させる。 2．ボタンを自力でとめてもらう。

	③排泄セルフケアの不足	①6／12までに，尿意のある時は，ナースコールを押すことができ，介助により尿器で排尿することができる		3．自力でできた時は，できたことを励まし，意欲が高まるように声かけする。
			E	1．残存機能が退行しないようにできるだけ，自分でできることは自分でするように指導する。
			O	1．尿意の有無を伝達できるか観察する。 2．ナースコールを確実に押すことができるか，指の動きを観察する。 3．陰部に湿潤がないか観察する。
			T	1．ナースコールが鳴るか，尿意の訴えがあったら尿器を介助する。 2．ナースコールとタイミングが合わない時は，1日2回，10時，15時に尿器を使って排尿誘導する。 3．湿潤予防に，プライバシーを保護し，陰茎にナイロン袋を使用し，おむつをオープンにする。
			E	1．ナースコールを確実に押せるように練習し，尿意を感じたら，必ず押すように指導する。 2．必ず尿器で排泄しましょうと何度も説明し，意欲が高まっていくようにする。
5／28	ND 4） ①運動不足，経口から水分を摂取できない，片麻痺に伴う腹圧の低下に関連した便秘 ・4～5日に1回の浣腸で，硬便が少量ある ・適宜，摘便を受けていることから証明される	自然排便によるニードの充足ができる ①6／12までに，摘便しないで排便できる	O	1．排便時は，便の性状の観察を行う。 2．腸のグル音，腹部膨満感，腹壁の緊張状態を観察する。 3．腹圧をかけることができているか触知する。
			T	1．腹圧を十分かけることができるように，仰臥位でヒップアップを1日1回14時に10回行う（リハビリテーション室では1回行っている） 2．浣腸後，腹部冷罨法を行い，腸蠕動運動を促す。 3．腹部マッサージを時計方向に行い，排便運動を刺激する。 4．DO：4～5日，排便がない時は，指示の浣腸で排便を促す。
			E	1．浣腸後は，できるだけ排便を我慢し，我慢できなくなったら腹圧をかけて排便するよう説明する。

共同の目標	CP1：血糖が正常域にコントロールできているかモニターする。 CP2：血圧が正常域に保て，再梗塞の徴候を早期発見できるようモニターする。 CP3：MRSAの二次感染を起こさないよう，看護師は清潔行為を確実に行う。			
日付	基本的欲求の未充足状態の診断	基本的欲求の充足状態 基本的欲求の充足範囲	OCTE	基本的欲求の充足・強化・補填行動への援助行為
5/28	CP1) 高血糖，動脈硬化症の悪化による糖尿病の壊疽，血栓に関連した合併症の潜在的状態		O	1．週2回（月，木曜）に血糖測定を行う。 2．下肢の血栓の有無を足背動脈で行う。 3．冷感およびチアノーゼの観察を爪甲色で観察する。
			T	1．足浴を毎日行い，血行の促進を図る。
			E	1．血糖コントロールの必要性を説明する。 2．気分的に違和感があったら，ナースコールを押すよう説明する。
5/28	CP2) 高血圧，動脈硬化症に基づく再梗塞の潜在的状態		O	1．バイタルサインの観察を行う。 　（特に，入浴前には密に行う） 2．血圧の変動や気分不良など，再梗塞の随伴症状の観察をする。 3．意識レベルの低下や痙攣発作に注意する。
			T	1．寒冷にさらす，興奮させるなど血圧上昇因子を避ける。
			E	1．気分が悪い時は，すぐナースコールするよう説明する。
5/28	CP3) 高齢と長期臥床による抵抗力の低下に関連した二次感染の潜在的状態 合併症の潜在的状態 MRSA（+3）に感染していることから証明される		O	1．感染経過を見るためにMRSAの検査データに注目。
			T	1．援助前の看護師の手洗いは，確実に行う。 2．IOEは清潔に行う。 3．喀痰が貯留している時は吸引する。 4．リハビリテーションで体力増強をする。 5．ベッドサイドでの会話を多く持ち，臥床時間を少なくする。 6．精神的ストレスは免疫力の低下につながるので，環境整備を行い，精神的苦痛のない居心地の良い環境をつくる。 7．DO：1日3回イソジン点鼻を行う。
			E	1．喀痰が出る時は，自力で排痰するよう指導する。

事例2

　80歳代の女性である。7年前に夫を心疾患で亡くしている。現在は，長男夫婦と孫の5人暮らしである。13〜14年前から気管支喘息，糖尿病，高血圧などを患い，近医に入退院を繰り返していた。現在は，認知症で近くの単科の精神科に入院中である。平成X年9月14日午前3時頃，自室に据えてあるポータブルトイレの排泄物をトイレに捨てに行った時に転倒する。この時，後頭部，左股関節，殿部に痛みがあり，起立できないため様子を観察していた。痛みが緩和せず疼痛が増強しているため，レントゲン撮影をしたところ左大腿骨頸部骨折が認められたため，整形外科へ手術目的で入院となった。診断名は左大腿骨転子部骨折である。

　平成X年9月16日，左大腿骨人工骨頭置換術後，リハビリテーション開始となる。術後11日は，下肢への負荷がかけられないので，ベッドサイドリハビリテーションで関節可動域・筋力強化訓練を受けている。バイタルサインは安定している。左足趾可動，左足関節底背屈運動可能，左大腿部腫脹なし，左足背動脈の触知可能である。左下肢のシビレ感はなく，膝関節屈曲時，左股関節痛があるが我慢できる。疼痛時，インダシン坐薬の処方を受けているが使用していない。既往症の気管支喘息はみられない。認知症（転出先からスケールの情報はなく，当院の測定で評価9である）もあり，氏名，生年月日，年齢を答えることはできるが，日付や場所は答えられない。日常生活動作の排泄は，おむつ使用，車いすによるトイレ誘導である。食事はベッドのギャッチアップで自力摂取可能である。清潔行為は，毎日全身清拭時更衣をしている。おむつ使用であるため，前ボタンのパジャマを着用している。移乗動作は，患肢に負荷がかけられないので移乗時に介助がいる。自力で座位は可能である。主治医の治療方針は，手術後1週間は筋力トレーニングと筋力強化訓練をし，2週目後より下肢への負荷開始である。

キーパーソンは，長男夫婦である。家族間の人間関係はよく，お嫁さんが毎日面会に来ている。若いころは三味線などの趣味もあった。夫が亡くなる前は近所に友人も多くおり外出をよくしていたが，7年前に夫が亡くなって長男夫婦の所に引越すと近所に話す人がいなくなり，家の中に閉じこもりがちとなった。精神科では日常生活動作はほぼ自立し，デイサービスでカラオケや折り紙をしていた。夜間不隠な言動があったが夜間徘徊などの異常行動はなかった。部分介助として入浴とポータブルでの排泄がある。視力や聴力の自助機能は保たれている。

第7章 学生のための看護計画立案モデル

Ⅰ．情報収集

1．アセスメント 1段階-1（基本欲求に影響を及ぼす常在条件）

学生氏名	○*○			実習期間	年 月 日～ 月 日
患者氏名	□*□* 愛称（　　）	男 / ⓈⓆ	80歳代	住　所	※※県
				健康保険	※※保険

主　訴：歩行不能，左股部痛，大腿可動時痛
診断名：左大腿骨転子部骨折
合併症：

既往歴
13～14年前，気管支喘息にて○○病院，○○○病院で2～3回入退院を繰り返す。
7年前，喘息，糖尿病，高血圧にて，○病院入院。
4年前，○○整形外科入院。opeなし。
同じく4年前，上部消化管出血，出血性びらん性食道炎（糖尿病，高血圧，脳梗塞，認知症あり）。

現病歴
9月14日，午前3時40分頃，○○○病院入院中ポータブルトイレの中身を捨てようとしてトイレへ行き，後ろに転倒。後頭部と左股・殿部の痛みを訴え起立できないため様子観察していたが，疼痛増強・持続のためレントゲン撮影したところ左大腿骨頸部骨折を認めたため，紹介にて当院救急外来へ搬入され，上記診断で手術目的のため入院となった。

受け持ち時の状態：
9月16日の左大腿骨人工骨頭置換術後11日目。リハビリテーションにて関節可動域・筋力強化訓練を行っている。患肢には荷重がかけられない。
T36.3℃　P76回/分　BP140/76mmHg，R19回/分，左足趾運動可能。左足関節底背屈運動可能。下肢しびれ感なし。左大腿部腫脹なし。足背動脈触知良好。屈曲（膝関節）時，左股関節痛あるも自制内。現在，気管支喘息の発作はみられていないが，1日2回吸入を実施している。咽頭痛がある時はトローチを経口投与している。認知症があり，氏名，生年月日，年齢は言えるが，日付，場所は言えない。
　（ADL）排泄→おむつ着用，車いすでのトイレ誘導
　　　　　食事→ベッドアップにて自力摂取
　　　　　清潔→全身清拭1回/日

主治医の治療方針：
手術1週間は筋力強化訓練。
2週間後より荷重開始。

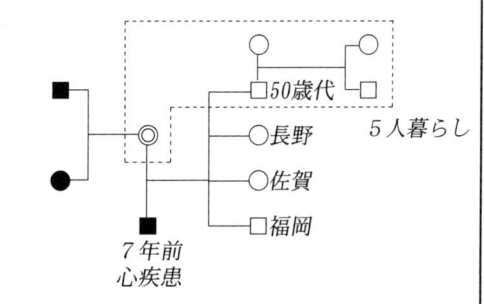

入院 HX年 9月（　　　：病日）

血液型　A型　⊕　-　**輸血型**　有・無

・アレルギー，感染性因子　有・無
　気管支喘息

・嗜好品　たばこ：たしなまない
　　　　　アルコール：たしなまない

・家族構成（患者との関係・年齢・性別）

（家系図）50歳代／長野／佐賀／福岡／5人暮らし／7年前 心疾患

・本人の健康状態が家族に与える影響

・家族性疾患・遺伝
　特になし

・家庭内での役割
　隠居

・家族との相互関係
　キーパーソンである長男夫婦は共働きであるが毎日面会に来られている（お嫁さん）。

日常生活の行動様式

1日の生活様式　　　　　　　　　　　　　　　　　　　　　　　　　　　交代制勤務　有・無

家庭

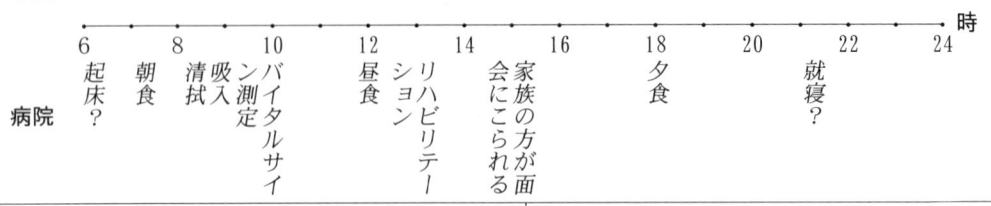

```
    6    8    10   12   14   16   18   20   22   24  時
```

病院
- 6：起床？
- 8：朝食
- 10：清拭／吸入／バイタルサイン測定
- 12：昼食
- 14：リハビリテーション
- 会家族の方が面会にこられる
- 18：夕食
- 22：就寝？

発達段階

身体的側面の評価

・身長　（-）145 cm，体重　（-）38 kg，肥満度（-）　　%

・四肢のマヒ：麻痺なし

・握力　左　5 kg　右　6 kg

・MMT（徒手筋力テスト）
　　　測定なし

・日常生活行動の能力：
　〇〇〇病院ではADLはほぼ自立。入浴は部分介助，排泄はポータブルトイレで行っていた。
　歩行可能であった。現在，歩行不能，車いすにて移動。

・自助能力・感覚
　視力：障害なし
　聴力：障害なし
　言語：障害なし
　排泄：おむつ着用。車いすでトイレへ誘導するとトイレで排泄可能。
　皮膚：仙骨部2 mm×2 mmの皮膚剥離（乾燥している）。

・月経　準・不順，初経（　　歳）
　　閉経（50歳），周期　　　日型

認知的側面の評価

・意識レベル：Ⅰ群

・理解力：その場では理解できるが，数分後には忘れてしまう。

・長谷川式-R：9点（10月7日測定）

・言語力：障害なし

・心理テスト：測定なし

心理・社会的側面に対する本人の認識

・性格（本人から）長所：　　短所：短気
　　　（家族から）長所：温厚　短所：消極的，わがまま

・対人関係・友達付き合い：
　夫と2人で暮らしていた時は近所に多くの友人がいたが，夫が死亡し息子夫婦の所に引っ越すと近所に話す人がいなくなり，家に引きこもりがちであった。
　〇〇〇病院では，ほかの老人とデイサービスを利用してカラオケや折り紙をしていたとのこと。

　┌─職業，学校：　　　　　　地位・役割：
　└─仕事の満足度：

・居住地の内外の環境：2階建て

2．アセスメント　1段階-2　（基本的欲求に基づいた生活状態）

呼吸	呼吸回数20～24回/分，規則的。肺エア入り良好。肺雑音なし。顔色良好。嗽咳なし。気道分泌物なし。 　気管支喘息で14～15年前より入退院を繰り返している。家では夜間喘息発作があり，夜間良眠できず昼間寝ていたとのこと。現在，喘息発作はなし。 　〈吸入〉　　生理食塩液　10mℓ　　　　　　　　　　　〈喘息発作時〉 　　　　　　ビソルボン　　2mℓ　×2（朝・夕）施行　①吸入 　　　　　　ベネトリン　0.2mℓ　　　　　　　　　　　　それでも効果がなければ 　〈内服〉　・ビソルボン　2T2×朝・夕　　　　　　　　②ソルデム3A200mℓ 　　　　　　・テオドール（100）　3T3×朝・昼・夕　　　ネオフィリン（250mg）1A 　　　　　　・SPトローチ　3T3×朝・昼・夕　　　　　　2時間以上かけて点滴 　　　　　　・プレドニン（5）　1T　2×朝・昼　　　　③改善がない時はDrコール 　現在，咽頭痛の訴えあり。痛みがある時は咽頭部をもんだりし，夜間はナースコールを押される。家では喘息が起こるのではないかと昼間家で1人で心配され，毎日長男（夫婦で共働き）の勤務先に5～10分ごとに電話をしてきたとのこと（家族より）。 　9月27日　耳鼻咽喉科受診→異常なし
飲食	糖尿病食1,400kcal。全粥，キザミ食。食事は5～8割摂取。家族の方が面会に来られる時ヨーグルトなどを持ってこられ，それを間食されている（1日1回）。ベッドアップ90°にて自力摂取されている。 　咽頭痛はあるが「痛い所とごはんの入る所は違う」と言われ摂取される。嚥下困難なし。食思あり。好き嫌いはないが，特に甘い物が好きである。家では1日3回摂取。食事はお嫁さんが作っている。薄い味つけが好きである。 　〈血液検査〉　9月14日　　　　9月17日　　　　糖尿病あり 　　　　総蛋白…6.3g/dℓ↓　　5.4g/dℓ↓　　毎日1回（7時）血糖測定実施 　　　　Alb……3.8g/dℓ↓　　3.1g/dℓ↓　　FBS100～120台で経過 　　　　Na………136mEq/ℓ　　134mEq/ℓ 　　　　K………3.9mEq/ℓ　　3.9mEq/ℓ 　　　　Cl………102mEq/ℓ　　102mEq/ℓ 　　　　FBS……223mg/dℓ
排泄	おむつ着用中。車いすによるトイレ誘導で排泄されている。夜間はおむつ，尿器で排泄される。尿意・便意ははっきりしている。排尿回数5～6回/日。排便回数は1回/日だったが，入院後ベッド臥床により1回/4～3日。肛門部まで便がみられるが排出されないため，摘便の施行（9月27日）で軟便が多量に出る。9月28日軟便中等量あり。腹部膨満・不快感なし。腸グル音聴取良好。○○○病院ではベッドサイドにポータブルトイレを設置して排泄。トレーニングパンツ着用であった。家では自分でトイレに行っていた。 　〈血液検査〉　9月14日　　　9月17日 　　　　BUN　　21.0　　　　14.1 　　　　CRE　　0.53　　　　0.43 　〈内服〉マーズレンS2P，アセナリン2T2×朝・夕 　　　　ザンタック1T1×朝 　　　　カマグ（0.5）1包，プルセニド1T1×朝 　（便秘時） 　プルセニド2T

姿勢 活動	9月16日，左大腿骨人工骨頭置換術施行。16日患肢挙上30°，17日患肢挙上60°，18日より車いす移乗。手術1週間後よりリハビリテーションにて関節可動域・筋力強化訓練開始（9月24日より）。2週間後より荷重開始。 　現在，車いす移乗にてトイレ誘導。リハビリテーションにて関節可動域・筋力強化訓練を行っている。自力座位可能。患肢に荷重がかけられないため移動時介助を要する。患肢屈曲（膝関節）時，左大腿部痛があるが自制内。左大腿部腫脹なし。左足関節の背屈運動あり。左足趾運動可能。左足のしびれ感なし。 　手術後，疼痛時に，①インダシン坐薬（25mg），②ソセゴン（15mg）（IM）の指示があるがまだ施行されていない。 　入院前（○○○病院にて），ADLはほぼ自立。入浴時，部分介助要する。排泄はポータブルトイレを使用。
睡眠 休息	眠前にリーゼ1/2T，アモバン1T1×を内服されているが，「喉が痛い。喉が気持ち悪い」などの訴えがあり，良眠できていない様子。昼間，トイレ，リハビリテーション時以外は終日ベッド上で過ごされているため，昼間仮眠傾向である。○○○病院では夜間不穏（言動）はあったが，徘徊などの異常行動はみられなかった。家では，夜間喘息発作が増悪し覚醒するため，昼間寝ていたとのこと。
衣類	更衣は毎日全身清拭時に行っている。おむつ着用中で，前ボタンのパジャマを着用。更衣は上着は可能でボタンもとめることができるが，ズボンは着脱時要介助。
体温 循環	T36.5～37.0℃で経過。高血圧症あり，コニール（2）1/2T1×朝内服中。 　BP160～130mmHg台で安定している。P70～80回/分台。不整なし，規則的で緊張も良好である。左足背動脈の触知良好。チアノーゼなし。 〈血液検査〉　　9月18日　　　　　　　　　9月14日 白血球　　　　8.7×10³/μℓ　　　　　　CRP　1.0 赤血球　　　　3.59×10⁶/μℓ ヘモグロビン　9.5g/dℓ ヘマトクリット　29.5% 血小板　　　　210×10³/μℓ 〈発熱時〉インダシン坐薬（25mg）挿肛 ・BP200mmHg以上時，セパミット（10）1/2T舌下の指示があるが，施行されることなく安定して経過している。
清潔	全身清拭，陰部洗浄は毎日1回施行。清拭時，自分で前胸部，上肢を拭くことができるが，ほかの部位は要介助。清拭時，下肢（左膝関節）を屈曲すると痛みを訴える。歯みがきは，介助者が準備すると食後ベッド上で座位になって実施される。自力での清潔ニードの充足が不十分である。 　○○○病院では入浴時，部分介助を要していた。
安全	体動時，創部痛の訴えあり。手術後11日目で，2週間後より荷重開始の指示があるが，現在はまだ患肢に荷重をかけることはできない。 　認知症があるが，異常行動はみられていなかった。しかし，27日夜間，ベッドから降りる時尻もちをついていたが，脱臼，疼痛はない。 　仙骨部に皮膚剥離あり。9月22日～24日までヒビテン消毒とガーゼ保護を行っていたが，現在2mm程度の斑点があるのみで，皮膚剥離部は乾燥している。

コミュニケーション	認知症あり。会話で今話したことは数分後には忘れている。年齢，氏名，生年月日は言えるが，日付，場所は言えない。 　「私は息子の退院したあとに入院してきた」と言われるが，家族より「息子（長男）は入院していない。元気です。何か時々違うことを言うことがある」「性格は消極的でおとなしいので，何に対しても自分の中で考えてしまい，表には出さない」とのこと。
レクリエーション	入院前，〇〇〇病院ではデイサービスで歌や折り紙をしていた。夫が亡くなる前は，近所に友人も多くいて出かけてばかりいたが，夫が亡くなったあと（7年前）息子家族と同居するようになり，近所に友人がいなくなったため家にこもりがちであった。家族（お嫁さん）は毎日面会に来られている。 　若いころは三味線をしていた。
学習	手術後，ベッドアップ，下肢挙上からの安静度の拡大であったが，手術後より患肢を動かそうとしていた。 　現在，手術後11日目で，患者に患肢に荷重をかけないように指導するが，移動時に荷重をかけてしまう時もある。

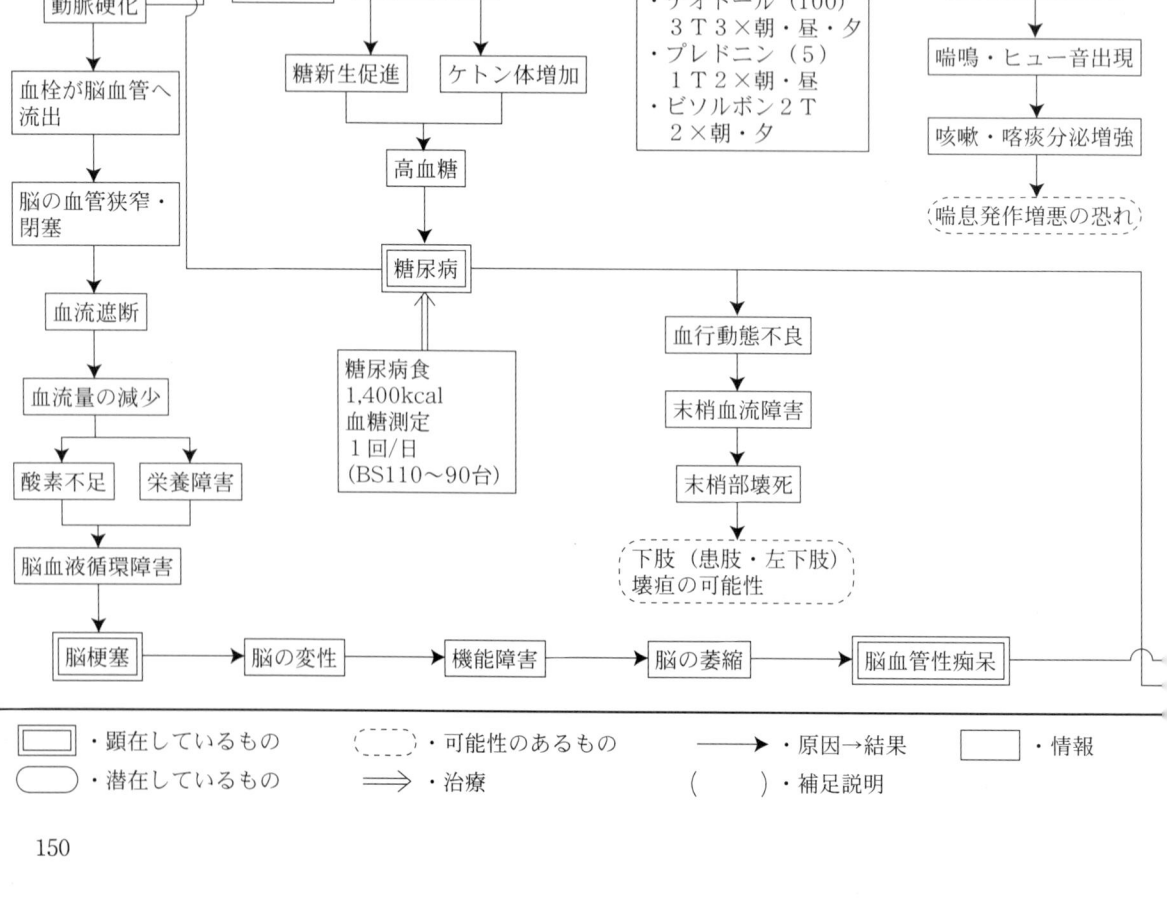

3．アセスメント　1段階-3　健康状態のアセスメントデータ（基本的欲求を変容する病理的状態）

原因，病態，解剖生理，症状，治療，検査データなどを関連づけて全体像を作り上げる

【概念図の内容】

- 83歳・女性 → 一人っ子 → 若いころ母親と2人での生活 → 依存心 他人に対する甘え → 精神的ストレス → 交感神経刺激亢進
- 83歳・女性 → 長男家族と5人暮らし
- 依存心他人に対する甘え → 消極的でおとなしい性格
- 若いころ母親と2人での生活 → 甘い物が好き → 脂肪分・糖分の過剰摂取
- 長男家族と5人暮らし → なんらかのアレルギーを持つ → アレルゲンを受ける
- 交感神経刺激亢進 → 血管作動性物質の生成・分泌促進 → 末梢血管の抵抗増大 → 心拍出量増加 → 血圧上昇 → 高血圧
- 脂肪分・糖分の過剰摂取 → インスリン作用不足
- インスリン作用不足 → 筋肉タンパク質分解促進／脂肪組織中性脂肪分解促進
- 筋肉タンパク質分解促進／脂肪組織中性脂肪分解促進 → 肝臓グリコーゲン分解促進 → 糖新生促進／ケトン体増加 → 高血糖 → 糖尿病
- アレルゲンを受ける → 咽頭痛増悪の不安
- 咽頭痛 → 気道狭窄 → 気管支喘息 → 呼気性呼吸困難 → 喘鳴・ヒュー音出現 → 咳嗽・喀痰分泌増強 →（喘息発作増悪の恐れ）

左側の流れ：
- 大動脈の血管壁の弾力性の低下・肥厚 → 血液凝固促進 → 血栓形成促進 → 脂質沈着促進 → 血管壁のストレス増進 → 血管内皮細胞の障害 → 血管収縮性の増大 → 動脈硬化 → 血栓が脳血管へ流出 → 脳の血管狭窄・閉塞 → 血流遮断 → 血流量の減少 → 酸素不足／栄養障害 → 脳血液循環障害 → 脳梗塞 → 脳の変性 → 機能障害 → 脳の萎縮 → 脳血管性痴呆

治療：
- コニール 1/2T 1×朝 ⇒ 高血圧
- 糖尿病食 1,400kcal 血糖測定 1回/日（BS110〜90台）⇒ 糖尿病
- 〈吸入〉
  - 生理食塩液10mℓ
  - ビソルボン2mℓ
  - ベネトリン0.2mℓ
  - ×2（朝・夕）
- 〈内服〉
  - テオドール（100） 3T 3×朝・昼・夕
  - プレドニン（5） 1T 2×朝・昼
  - ビソルボン2T 2×朝・夕
- ⇒ 気管支喘息

糖尿病 → 血行動態不良 → 末梢血流障害 → 末梢部壊死 →（下肢（患肢・左下肢）壊疽の可能性）

【凡例】
- □ ・顕在しているもの
- ○ ・潜在しているもの
- （破線）・可能性のあるもの
- ⇒ ・治療
- → ・原因→結果
- （ ）・補足説明
- □ ・情報

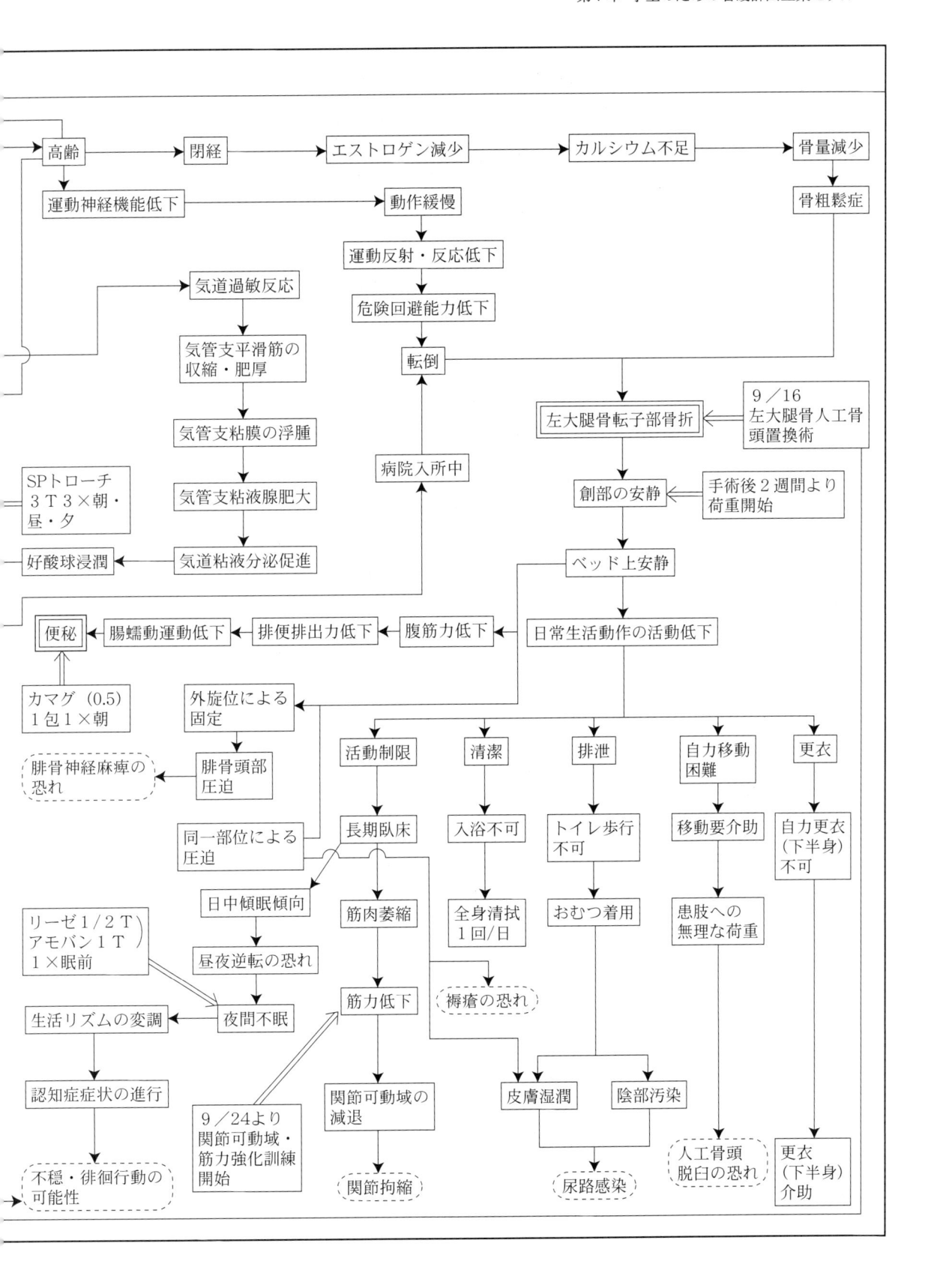

第7章 学生のための看護計画立案モデル

```
高齢 → 閉経 → エストロゲン減少 → カルシウム不足 → 骨量減少
 ↓                                                    ↓
運動神経機能低下 → 動作緩慢                          骨粗鬆症
                    ↓
                  運動反射・反応低下
                    ↓
   気道過敏反応    危険回避能力低下
      ↓             ↓
   気管支平滑筋の   転倒 ←――――――――┐
   収縮・肥厚        ↓              │
      ↓          左大腿骨転子部骨折 ← 9/16
   気管支粘膜の浮腫   ↓              左大腿骨人工骨
      ↓          創部の安静 ← 手術後2週間より
SPトローチ  気管支粘液腺肥大          頭置換術
3T3×朝・    ↓            ↓        荷重開始
昼・夕    気道粘液分泌促進  ベッド上安静
  ↓         ↓              ↓
好酸球浸潤 ←―┘         日常生活動作の活動低下
```

便秘 ← 腸蠕動運動低下 ← 排便排出力低下 ← 腹筋力低下

カマグ (0.5)
1包1×朝

(腓骨神経麻痺の恐れ)

外旋位による固定 → 腓骨頭部圧迫

同一部位による圧迫

活動制限 / 清潔 / 排泄 / 自力移動困難 / 更衣

長期臥床 / 入浴不可 / トイレ歩行不可 / 移動要介助 / 自力更衣(下半身)不可

日中傾眠傾向 / 筋肉萎縮 / 全身清拭1回/日 / おむつ着用 / 患肢への無理な荷重

昼夜逆転の恐れ

リーゼ1/2T
アモバン1T
1×眠前

生活リズムの変調 → 夜間不眠 → 筋力低下

認知症症状の進行

9/24より関節可動域・筋力強化訓練開始

関節可動域の減退

(不穏・徘徊行動の可能性)

(関節拘縮) / 皮膚湿潤 / 陰部汚染 / (人工骨頭脱臼の恐れ) / 更衣(下半身)介助

(褥瘡の恐れ) / (尿路感染)

病院入所中

151

4．アセスメント　2段階（情報の整理と基本的欲求の変容および未充足の発生要因）

項目	基本的欲求の未充足の整理　D：（S）主観的情報・（O）客観的情報	基本的欲求の充足に影響する常在条件	基本的欲求の充足に変化を与える病理的状態
呼吸	気管支喘息は14～15年前よりあり。家では夜間喘息発作があるため，良眠できず昼間寝ていたとのこと。 　現在，喘息発作なし。吸入・内服にて症状は安定している。 　咽頭痛の訴えあり。9月27日，耳鼻咽喉科受診→異常なし。呼吸回数20～24回/分，規則的。	老化に伴う肺の萎縮，弾力性の低下 換気能が低下し，残気量が増大 咳嗽反射，痰の喀出力の低下	気管支喘息による気道狭窄 気管支の収縮
飲食	糖尿病食1,400kcal（全粥，キザミ食）。 　食事は5～8割摂取。 　家族の方が面会時にヨーグルトを持って来られ，間食をされる（1日1回）。 　血糖測定は100～120台で経過している。 　咽頭痛があるが「痛い所とごはんの入る所は違う」と言われ摂取される。 　ベッドアップ90°にて自力摂取。 　総蛋白5.4g/dℓ↓，Alb3.1g/dℓ↓	老化に伴う ・基礎代謝の低下 ・運動量の低下 ・嚥下力の低下 ・消化・吸収能力の低下	糖尿病（非依存型） 大腿骨転子部骨折によるベッド臥床
排泄	おむつ着用中。昼間は車いすでトイレへ誘導し，トイレで排泄される。 　○○○病院ではトレーニングパンツを着用し，ポータブルトイレで排泄。家では自分でトイレへ行っていた。尿意・便意ははっきりしている。排便は1回/日だったが，入院後1回/3～4日。肛門部まで便はみられるが排泄されないため，摘便を施行すると軟便が多量に出る。	老化に伴う ・尿濃縮能・希釈能の低下 ・腹圧の減退，運動量の減少 ・腸の蠕動運動の低下	大腿骨転子部骨折による活動量の低下
姿勢活動	9月16日，左大腿骨人工骨頭置換術施行。リハビリテーションにて関節可動域・筋力強化訓練を行っている（9月24日より）。患肢に荷重をかけることはできない。移動時，要介助。患肢（膝関節）屈曲時，左大腿部痛があるが自制内である。リハビリテーション，トイレ以外は終日ベッド上で過ごされている。	老化に伴う ・運動神経機能の低下（動作緩慢・不安定） ・反射・反応の低下 ・筋力の低下 ・骨量の減少（骨粗鬆症）	大腿骨転子部骨折による活動量の低下および歩行困難
睡眠休息	眠前にリーゼ1/2T，アモバン1T1×を内服されているが，夜間覚醒している。昼間，リハビリテーション，トイレ以外はベッド臥床され，入眠されている様子。昼夜逆転傾向。 　認知症があり，意味不明な発語や不定愁訴などはみられるが，徘徊などの異常動作はみられない。	老化に伴う熟睡感の低下 ・寝つきが悪い ・眠りが浅い	ベッド臥床に伴う昼夜逆転

衣類	おむつ着用中で前ボタンのパジャマを着用。 更衣は上着は可能でボタンもとめることができる。ズボンの着脱は要介助。 ○○○病院では、自力で着脱可能であった。		身体可動性の低下（大腿骨転子部骨折による）
体温 循環	T36.5～37.0℃台 高血圧症あり。内服にてBP160～130mmHg台で安定している。 P70～80回/分，規則的，脈拍の緊張良好。 左足背動脈の触知良好。	老化に伴う ・心拍出量の低下 ・動脈硬化 ・収縮期血圧の上昇 ・貧血傾向	高血圧 人工骨頭置換術による左下肢血流障害
清潔	自分での清潔の充足は不十分。 全身清拭，陰部洗浄は毎日。入浴不可。 歯みがきは，介助者が準備すると食後ベッド上で座位になって実施される。	老化に伴う ・運動機能の低下 ・口腔自浄作用の低下	大腿骨転子部骨折による身体可動性の低下
安全	手術後11日目で，手術2週間後より荷重開始の指示があるが，まだ荷重はかけられない。 認知症があるが，異常行動はみられていなかった。しかし，27日夜間，ベッドより降り尻もちをついていたが，脱臼，疼痛はない。 仙骨部の皮膚剥離あり。以前ヒビテン消毒とガーゼ保護を行っていたが，現在，皮膚剥離部は乾燥している。	老化に伴う ・免疫力の低下 ・抵抗力の低下による易感染状態 ・運動機能低下による転倒	ベッド臥床による活動量の低下。 大腿骨転子部骨折による歩行困難・起立保持困難 糖尿病による易感染状態
コミュニケーション	認知症あり。会話で今話したことは数分後には忘れている。 氏名，生年月日，年齢は言えるが，日付，場所は言えない。家族が来られると名前を言われるが，毎日自己紹介する私の名前は次に聞く時は忘れている。 「私は息子の退院したあとに入院した」と言われる。時折意味不明な発語がみられる。	・脳の重量減少（脳の萎縮） ・言語的能力・推理能力・理解力・洞察力は保持される ・記銘力・想起力の低下 ・活動意欲の低下 ・消極的でおとなしい性格	ベッド臥床による認知症状の進行
レクリエーション	家では周囲に友人がいないため家にこもりがちであった。リハビリテーション，トイレ以外は終日ベッド臥床されており，昼夜逆転傾向である。 ○○○病院では折り紙やカラオケなどをされていた。若いころは三味線をされていた。 家族面会は毎日あり。	老化に伴う活動量の低下 余暇時間の拡大 配偶者の死による対象喪失 同居による子どもへの依存した生活	ベッド臥床による活動量の低下 認知症

5．アセスメント　3段階（基本的欲求の未充足の解釈・分析と統合）

項目	基本的欲求の未充足の強化および解釈・分析		
	基本的欲求の充足力と限界を踏まえた焦点解釈・分析	臨床判断	統　合
呼吸	気管支喘息あり。現在，症状・発作は出現していないが，環境の変化によるストレスなどが発作の原因となり誘発しやすい。環境整備を行い，アレルゲンとなるものの除去，室内の換気，ストレスの除去に心がけていかなければならない。また，高齢でもあり，気道が狭窄している。その中で喘息発作（呼気性呼吸困難，喘鳴，気道分泌物の増加）が生じれば重積状態となる可能性もあるため，随時，バイタルサイン測定時，呼吸状態，喀痰，咳嗽の有無などの観察を行っていく必要がある。また現在，咽頭痛があり，炎症所見や発熱状態，内服・吸入の確実な投与，タッピングなどを行うと共に感染予防，不安の軽減に努めていく。胸部レントゲンの観察も行い，異常の早期発見に努める。いつ喘息発作が出現するか，咽頭痛の出現に対する不安もみられるので，安心感を与えるように興味のある活動を取り入れ，不安の傾聴や喘息発作予防に努めていく。	①気道狭窄による換気障害 ②気管支反応性の亢進 ③気管支喘息の重積化の可能性 ④喘息発作，咽頭痛の出現に対する不安	①，②，③ 呼吸機能のリスク状態 ④ 不安
飲食	1,400kcalの糖尿病治療食である。食事は5～8割摂取されており，エネルギーは700～1,120kcalの摂取である。83歳の高齢であるため，必要エネルギーは1,012～1,188kcalの範囲であるが，高齢者となると食思の低下，咀嚼の低下，嚥下力の低下などにより1回の食事で大量摂取が不可能となる。よって，カロリー補給のためにバランスの良い食べ物を与えていく必要がある。家族からの差し入れも糖分控えめのものやバランスの良い食べ物（嗜好の取り入れ）を持ってきていただき，必要なカロリー補給に努めていく。また1日1回血糖値測定を行い，血糖コントロールの状態観察に努めていく。次に，TP↓，Alb↓と低栄養状態にあり，糖尿病不良による下肢（患肢）の壊疽を来しやすくなるので，食事中の環境を整え（汚物の除去，安楽な体位など）食欲増進を図っていく必要がある。	⑤低栄養状態 ⑥食事療法不良による血糖コントロールの崩れ ⑦血糖コントロール不良による血流量の減少による下肢壊死の恐れ	⑤，⑥ 栄養摂取の変調（必要以下） ⑦，⑲ 合併症の潜在的状態 患肢壊死（疽）
排泄	現在，おむつ着用中であり，車いすでトイレへ誘導して排泄を行っている。また尿意・便意もはっきりしており，入院前はトレーニングパンツ着用でポータブルトイレを使用していた。おむつを着用していることにより，皮膚の湿潤，陰部汚染を助長し，尿路感染の可能性，おむつ内の排泄不快感の持続で尿量減少や脱水の可能性もある。また排泄時，羞恥心でストレスもたまると考えられる。よって，リハビリテーションの流れに従って，車いす→歩行器→独歩とADLの拡大を図り，トイレ誘導を行い，おむつ→トレーニングパンツ→パンツへと下着の形態を変えて排泄行為の自立に向けて援助していく。	⑧おむつ着用による皮膚の湿潤，陰部汚染の持続 ⑨自力でトイレへ行き排泄することができない ⑩介助による羞恥心の増大	⑧，㉑，㉕ 感染のリスク状態 ⑨，⑩ 排泄セルフケアの不足

排泄	また，長期臥床により便秘→習慣性便秘になる可能性もあるため，腹部の状態観察を行っていく。ADL拡大と共に腹圧もかけやすくなるので，できるだけ離床の時間づくりに努める必要がある。	⑪長期臥床，腸の蠕動運動の低下に伴う便秘	⑪ 便秘
活動姿勢	手術後11日目で，現在リハビリテーションで関節可動域・筋力強化訓練を行っている。指示では手術2週間後から荷重開始となるが，現在はまだ患肢に荷重がかけられない。患肢に無理や荷重，負担をかけることにより脱臼を起こす恐れがあるため，創部の安静と移動時患肢に荷重をかけないよう声かけを行いながら介助を行う。またベッドから車いすへの移乗時は，健側に車いすを置いて重心を安定させながら実施する。また，ベッドでの外旋位による腓骨頭部の圧迫により，腓骨神経麻痺を起こす可能性もある。肢位の保持を行う際，両下肢間に外転位が保持できるよう枕を使用するが，膝下部の腓骨神経部位の圧迫を避け，肢位保持に努める。これからリハビリテーションも荷重開始となり拡大していくので，ベッドサイドリハビリテーションや歩行器，杖などを使用した歩行訓練を取り入れながら独歩までの拡大を図っていく。	⑫創部安静のため患肢に荷重がかけられない ⑬患肢に無理な負担が加わることによる脱臼の恐れ ⑭自分で思うように歩行・起立保持困難 ⑮腓骨頭部の圧迫による腓骨神経麻痺の恐れ ⑯ベッド上安静，疾患に関連した身体可動性の低下	⑫，⑭，⑯，㉓ 身体可動性の障害 ⑬，⑮，㉔ 合併症の潜在的状態 脱臼 腓骨神経麻痺
睡眠休息	昼間リハビリテーション，トイレ以外は終日ベッド上で過ごされ，声かけをすると開眼されるが，何も刺激を与えないと入眠している。昼夜逆転することにより，認知症症状の進行，日常生活動作の低下にもつながるので，昼間車いす移動やベッドアップを行って離床，覚醒を促し認知症症状の予防に努める。	⑰昼夜逆転により認知症症状進行の可能性	⑰，㉖，㉗，㉘ 社会的相互作用の変調
衣類	更衣は介助を要する。上着の更衣，ボタンをとめることは可能であるので，自分で取り組むよう援助していく。ズボン，下着は左股関節痛があることにより介助を要するので，リハビリテーションの進行と疼痛の観察を行いながら，ズボンを膝関節まで上げる→股関節まで上げる→1人で着脱することができるといった段階を組んでADLの拡大を図っていく。	⑱左股関節痛があることにより，ズボンを自力で着脱することができない	⑱ 更衣セルフケアの不足
体温循環	糖尿病があるが，現在，血糖値は100〜120台でコントロールできている。血糖のコントロール不良で血行動態も不良となり，動脈硬化の悪化を招き，また人工骨頭による下肢末梢への血液循環不良により患肢壊疽を起こす可能性もある。壊疽を起こすことにより全身状態の悪化へとつながるので，血圧，脈拍，足背動脈の触知などの観察を行い，下肢の運動，血液循環促進のために足浴なども取り入れて援助していく。	⑲血行動態不良により患肢壊疽の恐れ	

清潔	清潔を自分で充足できないことと，高齢による抵抗力の低下などから易感染状態になる。また介助を要することで，羞恥心が増大しストレスが増す可能性もある。清潔援助を行う際，プライバシーの保護に努めていき，身体の保清を図っていく。ADL拡大に向けても自分で拭ける所は清潔行為を行ってもらい，不十分な所のみの介助を行いながら援助を継続していく。	⑳自分で清潔の充足ができない ㉑抵抗力の低下による易感染状態 ㉒清潔行為の介助を要することによる羞恥心	⑳, ㉒ 清潔セルフケアの不足
安全	現在，患肢に荷重をかけられないことにより移動介助を要する。過剰・過少援助で患肢に負担をかけ，脱臼をまねく恐れがある。移動介助時，患者に一つひとつ声かけを行いながら協力を得てから実施していく。また認知症があり，不穏を招くことにより転倒する可能性もあるため，精神的援助やベッド周囲の安全も図っていく。 　仙骨部に皮膚剥離・斑点がみられる。現在，乾燥しているが，長期臥床による血液循環の低下，抵抗力の低下，同一部位の長期圧迫・摩擦により創部の悪化の可能性もあるため，早朝離床を促がしていく。清潔を図るため，陰部洗浄や背部清拭時にマッサージを行い，血液循環の促進を図る。	㉓左股関節痛による転倒の恐れ ㉔過剰・過少介助による脱臼の恐れ ㉕同一部位の圧迫による褥瘡悪化の恐れ	
コミュニケーション	認知症があるため，その場では理解されていても数分後には忘れていたり，意味不明な発語なども時々ある。このことに対し否定するのではなく傾聴し，認知症症状の進行予防のためにも離床を促していく。また，昔のことや折り紙が好きだったことを覚えておられるので，その趣味も取り入れていく。家族が面会に来られることにより安心され，いろいろなことを話されたりするので，面会時間はゆっくりと過ごせるような環境づくりに努めていく。この2日間自己紹介をしながら患者とかかわったが，すぐに名前を忘れられる。これも老化の特徴であるということを理解し，毎日あいさつをする時に自己紹介も行っていく。	㉖認知症による理解力の低下 ㉗昔のことは記憶できているが，現在の記憶ははっきりしない ㉘日付，場所が言えない	

II．看護診断
1．看護診断と計画立案

共同の目標	不良肢位，過剰介助にて合併症を起こさないよう良肢位を管理する。			
日付	基本的欲求の未充足状態の診断	基本的欲求の充足状態 基本的欲求の充足範囲	OC TE	基本的欲求の充足・強化・補塡行動への援助行為
10/4	CP1) 合併症の潜在的状態 ・脱臼 ・腓骨神経麻痺		O	1．ベッド臥床中，腓骨神経部を圧迫している体位ではないか。 2．体動時の左股関節疼痛の有無・程度。 3．左足趾の動き。 4．リハビリテーション時の患肢にかける荷重の程度。 5．下肢（左）の知覚変化（温・冷・触・痛覚）。 6．左股関節部のレントゲン所見。 7．苦痛表情・言動の有無。 8．関節可動域の変化。
			T	1．車いす移乗時，患肢に荷重をかけないように声かけを行いながら介助する。 2．車いすは健側に置き，重心を健側に置きながら移乗できるように介助する。 3．端座位での筋力トレーニング。 〈下肢（膝関節）〉 健側，患側交互に屈伸運動（各20回） 11時とリハビリテーション時に行う。 4．DO：手術1週間後より関節可動域・筋力強化訓練。 　　　　2週間後より荷重開始。

共同の目標	血糖コントロール不良による，末梢循環動態の不良による徴候をモニターし，糖尿病の管理を行う。			
日付	基本的欲求の未充足 状態の診断	基本的欲求の充足状態 基本的欲求の充足範囲	OC TE	基本的欲求の充足・強化・補填行動への 援助行為
10/4	CP 2) 合併症の潜在的状態 ・下肢（患肢）壊疽		O	1．足背動脈の緊張・触知の変化。 2．末梢のチアノーゼ・冷感の有無。 3．下肢（患肢）可動域の変化。 4．血糖値。 5．血液データ。 　（WBC, RBC, 血小板, Hb, Ht, Na, 　K, Cl, 血糖, $HbA_{1}c$） 6．血圧上昇の有無，血圧の変動。 7．患肢疼痛の変化。 8．食事量。 9．高血糖症状（多飲，多食，多尿，口渇など）。 10．左足趾外傷の有無。
			T	1．1日1回血糖値測定を行う。 2．血行循環促進のため足浴を行う。 3．清拭時，マッサージ（1回/2日）（患肢）を行いながら末梢から中枢に向かって拭く。 4．DO：血糖値測定（7時）1回/日。 5．DO：糖尿病食1,400kcal。
9/30	ND 1) 老化に伴う運動神経機能の低下，反射・反応の低下，筋力の低下，骨量の減少 大腿骨転子部骨折に関連した身体可動性の低下 ・患肢に荷重がかけられない ・車いす移乗要介助 ・自力での起立・立位保持困難 ・左股関節痛があることから証明される	①10／7までに自力で車いすへの移乗ができる（車いすの準備のみ介助者が行う） ②10／13までにベッドサイドで立位保持が3分間持続できる	O	1．体動時の左股関節痛の程度・変化。 2．苦痛表情・言動の有無。 3．創部腫脹の有無。 4．リハビリテーションに対する意欲について。 5．自力での起立の有無・変化，ふらつきの有無。 6．荷重をかけることによる疼痛の変化・程度。 7．左足趾の運動。 8．四肢の状態。 9．左股関節部のレントゲン所見。
			T	1．ベッド上でリハビリテーションを行う。 　　（膝関節）伸展運動（各20回）｝11時とリハビリテーション時施行 　　　　　　屈曲運動（各20回） 　　　　　　交互にする 　　砂のう（健側500g，患側250g）使用

				2．車いすへの移乗時，患肢に荷重をかけないように声かけを行いながら患肢側に立ち，移乗介助をする。
				3．10／1より荷重開始となるので，1に加えベッド上で膝関節を屈曲させて行う股関節伸展筋訓練を11時，15時に各20回まず実施。端座位にて1の運動を行う。
				4．起立可能となれば，1・3の運動に加えベッドサイドでの起立訓練を2・3・5回というように1日1日回数を増やしていく（11時，15時）。患者に端座位になってもらい，患者の前に立ち上肢・腰部を支えながら行う。
9／30	ND1）の続き	③10／14までに歩行器にて歩行することができる（病室からナースステーションまでの往復）	O	ND1）－①の追加 10．転倒の恐れ，歩容，速度，足元のふらつき，安定感。 11．歩行時，危険物はないか。 12．歩行することによる左股関節痛の変化。
			T	1．歩行器の姿勢安定を図るために，歩行前に1～2分程度ベッドサイドでさくを支えにして立位保持を行う。 2．歩行器を患者の使用しやすい高さに合わせ，1日1回歩行訓練を行う。 　・病室内の往復 　　↓ 　・病室からナースステーションまでの往復 　　↓ 　・病棟内を1周する というように少しずつ歩行距離を拡大していく。 3．ND1）－①の運動を毎日継続する。
			E	1．下肢の脆弱さを補うために，腕の力を用いて歩行するように指導する。
		④10／21までに独歩で歩行することができる（病室内の往復）	O	ND1）－③参照
			T	ND1）－③参照 2．修正 　歩行器→独歩 　最初は患側に介助者が立って歩行練習を行う。徐々に介助せずに練習を継続する。

10／4	ND 2） 大腿骨転子部骨折による身体可動性の低下，老化に関連したセルフケアの不足 ⓐ清潔セルフケアの不足 ・自分で清潔ニードの充足は不十分 ・全身清拭，陰部洗浄は毎日。入浴不可 ・歯みがきは介助者が準備すると食後ベッド上で座位になって実施 ・清拭は，前胸部は拭くことができるが，背部・下半身は介助を要することから証明される ⓑ更衣セルフケアの不足 ・上着の着脱，ボタンのとめ外しはできるが，ズボンの着脱は股関節痛を伴うため介助を要することから証明される	①10／7までに自力で大腿部，背部を拭くことができる ②10／14までに下肢全体，全身を拭くことができる	O	1．皮膚の状態（皮膚の乾燥・発赤の有無）。 2．発熱はないか。 3．掻痒感はないか。 4．自力でどこまで清拭することができるかを確認。 5．体動による股関節痛の変化。
			T	1．股関節の禁忌肢位にならないように，枕などを使用して体位の安定を図りながら行う（端座位が可能であれば端座位で行う）。 2．清拭タオル，衣類の準備のみを行い，自力で拭ける範囲は拭いてもらい，不十分なところのみ介助する。徐々に介助なしの清拭が行えるよう継続していく。
		③10／14までに自分でズボンの着脱ができる	O	1．更衣時，左股関節痛を伴わないか。 2．自力でどこまで可能であるかを確認。
			T	1．衣服の着脱は患者のペースに合わせてゆっくり行う。 2．ズボンの着脱ができるところまで自力でしてもらい，不十分なところだけ介助する。 3．徐々に介助せずに自分で着脱してもらえるよう継続していく。
10／4	ND 2）の続き ⓒ排泄セルフケアの不足 ・自分でトイレへ行き排泄することができない ・排泄時，車いすでのトイレ誘導（要介助） ・おむつ着用中であることから証明される	④10／7までに車いすでトイレまで行き排泄することができる（トイレ誘導を行い，車いすから便座へ自力で移乗することができる）	O	1．排泄時，股関節痛を伴わないか。 2．患肢にかける荷重により股関節痛の変化はないか。 3．腹部状態（腹部膨満，腸グル音，腹部不快感）。 4．尿の回数・性状・量，排尿困難の有無。 5．尿意・便意はあるか。
			T	1．尿意・便意の訴え時，適宜トイレ誘導を行う。 2．車いすからトイレ移乗時は，さくを支えとして健側に荷重をかけ，安定した姿勢でゆっくりトイレに座ることができるよう介助する。 3．昼間はベッド上での体動や，車いす移動を促し，下肢の筋力，腹筋の強化を図る。 4．ズボンの上げ下ろしが自力で可能なところまで行ってもらい，不十分なところのみ介助する。
			E	1．尿意・便意があればすぐナースコールを押すように説明する。

		⑤10／18までに歩行器でトイレに行き排泄することができる（歩行器の準備のみ介助者が行う）	O	ND 2）－③参照
			T	ND 2）－④参照 2．修正 　歩行器からトイレ移乗時
			E	ND 2）－④参照
10／4	ND 3） 老化に伴う腹圧の減退，運動量の減少，蠕動運動の低下，大腿骨転子部骨折による活動量の低下に関連した便秘 ・ベッド臥床中で活動量の低下 ・入院前は毎日排便があったが，現在は1回／3〜4日 ・摘便，浣腸などが施行されていることから証明される	①10／18までに自然排便が1日1回みられれる習慣ができる	O	1．便の性状（硬さ，色，におい）。 2．排便の回数 3．腹部の状態（腹部膨満，腸グル音の聴取，腹部不快感）。 4．活動量，栄養（食事摂取量）。 5．排ガスの有無。 6．内服（カマグ，プルセニド）しているか。 7．便意はあるか。
			T	1．便意があれば適宜トイレ誘導を行う。 2．腹部マッサージを施行し，排便を促す。 3．離床を促がし，腹筋・腸の蠕動運動の強化を図る。 4．おむつからトレーニングパンツに変え，排便の自立を促す。 5．DO：カマグ（0.5）1包　1×朝 　　　　プルセニド1T　1×朝 6．DO：便秘時，プルセニド2T1×
10／4	ND 4） 老化に伴う肺の萎縮，弾力性の低下，残気量の増大，咳嗽反射・痰の喀出力の低下，気管支喘息による気道狭窄に関連した呼吸機能のリスク状態 ・既往に気管支喘息があり，現在，喘息発作なし ・吸入，内服にて症状は安定している ・咽頭痛があり，喘息増悪，咽頭痛出現に対する不安がみられることから証明される	①10／14までに咽頭痛・喘息発作出現に対する不安が軽減でき，発作時，深呼吸ができる	O	1．呼吸状態（回数，エア入り，肺雑音，リズム）。 2．喘鳴・ヒュー音の有無。 3．発熱・咽頭痛の有無・程度。 4．チアノーゼ，末梢循環の異常はないか。 5．喀痰の有無・量・性状。 6．発汗の有無，呼吸困難の有無。 7．喘息発作の有無。 8．検査データ（WBC，CRP，Hb，Ht，胸部レントゲン）
			T	1．咽頭痛がある時，水分補給，含嗽を行う。 2．タッピングを行い喀痰の喀出を促す。 3．喘息発作時，起座位にする。 4．吸入を定期的に実施する（10時，21時）。 5．深呼吸の練習を行う（毎日，10時，14時）。 6．バイタルサイン測定時，呼吸状態の観察を行う（10時，14時）。 7．DO：吸入（生理食塩液10mℓ，ビソルボン2mℓ，ベネトリン0.2mℓ）×2（朝・夕）

					8．DO：ビソルボン　２Ｔ２×朝・夕
					テオドール（100）３Ｔ３×朝・昼・夕
					ＳＰトローチ　３Ｔ３×朝・昼・夕
					プレドニン（5）１Ｔ２×朝・昼
				E	1．咽頭痛，呼吸苦があればナースコールを押すよう説明する。
10/4	ND5） 老化に伴う免疫力の低下，抵抗力の低下，糖尿病による易感染状態，ベッド臥床による活動量の低下に関連した感染のリスク状態 ・仙骨部に皮膚剥離（乾燥）がみられる ・糖尿病がある ・83歳の高齢であることから証明される		①10／14までに表皮剥離が乾燥し，他臓器に感染徴候が出現しない	O	1．発熱の有無。 2．表皮剥離の部位は広がっていないか。 3．栄養・活動状態。 4．検査データ （RBC，WBC，血小板，CRP，Hb，Ht）。
				T	1．離床を促し，同一部位の圧迫を避ける。 2．離床する時間（車いす移動時間）を少しずつ延長していく。 3．陰部洗浄時，皮膚剥離部の洗浄・マッサージを行う。 4．おむつ着用であるため，ドライヤーの送風，おむつの着脱による乾燥を行う。

巻末資料

■ 基本的欲求に基づいた生活状態の関連情報の確認シート

	1 呼吸	2 飲食	3 排泄	4 姿勢活動	5 睡眠休息	6 衣類	7 体温循環	8 清潔	9 安全	10 コミュニケーション	11 宗教	12 職業	13 レクリエーション	14 学習	15 自我	16 精・身安楽	17 性
1 呼吸																	
2 飲食																	
3 排泄																	
4 姿勢活動																	
5 睡眠休息																	
6 衣類																	
7 体温循環																	
8 清潔																	
9 安全																	
10 コミュニケーション																	
11 宗教																	
12 職業																	
13 レクリエーション																	
14 学習																	
15 自我																	
16 精・身安楽																	
17 性																	

■基本的欲求の充足力と限界のアセスメントチャート

	援助の様式			基本的欲求の充足力と限界				基本的欲求の充足への援助			必要な資源
基本的欲求の充足行動	①	②	③	①	②	③	④	①	②	③	
①呼吸											
②飲食											
③排泄											
④姿勢・活動											
⑤睡眠・休息											
⑥衣類											
⑦体温・循環											
⑧清潔											
⑨安全											
⑩コミュニケーション											
⑪宗教											
⑫職業											
⑬レクリエーション											
⑭学習											
⑮自我											
⑯精神的・身体的安楽											
⑰性											

援助の様式
　　①見守るだけで，必要に応じて手助けする
　　②不足している部分だけ手助けする
　　③全面的に手助けする

基本的欲求の充足力と限界
　　①力・体力が不足している
　　②意志力が不足している
　　③知識が不足している
　　④限界がある

基本的欲求の充足への援助
　　①強化
　　②補填
　　③保持・増進

必要な資源
　　物理的・科学的資源
　　心理的，社会・福祉的資源
　　加工，応用　　など

■アセスメントデータ

	看護歴・主観的データ	観察・測定（客観的データ）
1 呼吸	・息苦しさはないか ・労作など負荷がかかった時はどうか ・息切れなどの症状はないか，あればどのような時か ・呼吸や他症状と関連はないか ・喫煙の有無と量，喫煙に関する健康認識 ・咳や痰は出ないか	・呼吸数，呼吸困難の有無 ・呼吸パターン ・呼吸機能検査 ・血液ガス ・肺の雑音 ・酸素マスクやカニューレの酸素療法を受けていないか ・手術や治療を受けていないか
2 飲食	・入院前の食事習慣（時間，回数，種類，内容，間食など） ・水分や食べ物の摂取量 ・好き嫌いの有無 ・嗜好品 ・嚥下障害の有無 ・嘔気／嘔吐の有無 ・体重の変化（体重減少／増加） ・食欲の有無 ・食事制限の有無 ・必要なエネルギーを摂取しているか ・身体の代謝機能が正常に働いているか ・適切に組織へ栄養補給がされているか ・母子間の栄養は満たされているか	・栄養状態：肥満度，身長，体重 ・血液検査：総タンパク，アルブミン，ヘモグロビン ・病院での食事摂取状況，間食の有無 ・水分摂取 ・消化・吸収能力の有無 ・咀嚼嚥下 ・皮膚の状態 ・口腔粘膜 ・義歯の有無 ・高カロリー ・母乳の量 ・授乳状況
3 排泄	・家庭での排便習慣，排便障害はないか ・家庭での排尿習慣，排尿障害はないか ・発汗の有無 ・わきがなどのにおい ・尿漏れの有無	・ドレーン，吸引 ・排便のパターン，回数，性状，量 ・排尿のパターン，回数，性状，色調，量 ・腎臓の機能，検査 ・水分バランス ・排泄時の不快感の有無 ・失禁の有無
4 姿勢・活動	・家庭での日常生活動作の自立（食事，排泄，入浴，衣服の更衣，整容，家事，買い物など） ・運動の習慣や活動時に自覚症状はなかったか ・生活様式（1日の過ごし方）	・歩行，姿勢，補助装具，自助具 ・日常生活動作の評価：セルフケアの評価，MMTの評価 　食べ物の摂取，更衣，入浴，身づくろい，整容，排泄，家事，調理，寝返り，買い物 ・手足の可動性，身体障害の有無 ・動作前後のバイタルサイン（血圧，脈拍，呼吸），自覚症状 ・筋肉の硬さ（拘縮を来していないか） ・検査 　心機能，腎機能，肝機能，呼吸機能など
5 睡眠・休息	・家庭での睡眠時間，時間帯，睡眠パターン ・寝付く時間 ・眠りの深さ ・睡眠を防げる因子 ・常用薬の有無：種類，量 ・勤務状況や睡眠への影響	・睡眠時間 ・時間帯 ・睡眠状態・変化

6	衣類	・清潔であるか ・動きやすい・快適，爽快であるか ・好みに合っているか	・暑さ寒さへの対処　・きちんとした身づくろい ・清潔 ・TPOに合った衣服の適正 ・生活行動上の適性 ・成長発達に適した衣服 ・機能面での適切性 ・衣服の種類 ・着脱行為の自立
7	体温・循環	・暑さ・寒さに対する身体的な苦痛はないか ・手足の冷感はないか ・血圧が高いと言われたことはないか ・胸痛はないか ・暑がりか，寒がりか	・現在の体温，脈拍，血圧 ・体温に変化を与える環境はないか ・体温や保護のための適切な衣服の選択 ・寝具の選択 ・食事や活動が体温に変化を与えていないか ・直射日光やすきま風 ・室温・湿度の調節 ・安静度
8	清潔	・皮膚，毛髪，爪，鼻，口腔，歯の不快感はないか ・身の回りの衛生状態を保つことはできるか ・整容や更衣は適切に，また自力でできるか ・清潔行動に不自由はないか 　（入浴・洗髪・歯磨き・洗面，爪切り，耳垢の除去）	・皮膚，毛髪，爪，鼻，口腔，歯の清潔 ・環境に合った身だしなみか ・清潔行動 　（入浴，清拭，シャワー浴，部分浴など） ・身だしなみが成長発達に合っているか ・身だしなみの美しさ・清潔さ ・化粧の選択
9	安全	・学習不足によるタブーの認識 ・共同生活の受け入れ ・危険場所の認識（感染からの防御） ・危険防止の認識（災害時の避難） ・皮膚粘膜の損傷はないか ・環境調整は自分でできるか ・同室者からの不利益はないか（夜間騒ぐ） ・感染病原菌からの安全は守られるか ・自己の安全を守るための患者・家族教育は受けているか	・不必要な抑制 ・建築上の安全策 ・定期的に病害虫の駆除 ・物品の消毒や定期的交換 ・部外者からの感染予防 　（予防衣・マスク・手袋着用，消毒など） ・面会者の制限 ・看護師からの二次感染の予防 　（手指の定期的消毒や手洗い） ・患者の食前の手洗い ・皮膚損傷の部位
10	コミュニケーション	・自己表現できることの満足感 ・悩みや心配を相談できる人はいるか ・今，困っていることはないか ・会話に不自由はないか，補聴器使用の有無 ・印刷物を見たり，読んだりできるか ・眼鏡やコンタクトレンズの使用	・非言語的コミュニケーションの表現 ・患者・家族の人間関係 ・キーパーソンの存在 ・面会者とその頻度 ・面会者と患者の会話や口調 ・視力・聴力 ・使用言語（母国語） ・HDS－R
11	宗教	・対象が大切にしている考え方 ・宗教が影響する入院治療はないか ・宗教に基づいた生活に必要な援助はないか ・入院生活の中での葛藤 ・信仰している宗教は（看護過程に必要時）	・宗教に基づいた生活 ・不健康な信念に基づいた生活 ・生活の中の宗教による規制 　（食べ物の禁止，断食の日など）

12 職業	・仕事への興味・関心 ・学校・社会（含む職場）の期待 ・価値のマイナス思考はないか ・入院生活が職業や学校に及ぼす心配・不安 ・職場や仕事に満足しているか ・身体的・精神的生産活動ができている	・健康上から見た精神的・肉体的限度 ・離職期間，休学期間 ・リハビリテーションの段階と進展状況 ・1日を価値ある時間として活用しているか ・作業時の表情
13 レクリエーション	・過去の経験や興味，所属団体 ・入院生活でできる気分転換の希望はあるか ・趣味	・遊びやレクリエーションのための物的環境や資材の活用 ・患者の趣味や生活背景（これまでやってきたこと） ・ハンディキャップや病気の重症度 ・無駄に部屋に閉じ込もっていないか ・関心や興味 ・性格
14 学習	・病気についての学習の準備状態はできているか ・入院前の健康状態はどうか ・健康上気をつけていること ・治療や指示を守ることの困難 ・治療法についての理解 ・今回の病気についての認識 ・病気の原因や誘引についての理解 ・入院についてどのように対処していたか ・看護師や医師に対する要望はないか	・体格（やせ，筋肉，肥満など） ・外観（虚弱，頑丈など） ・検査データ ・病棟内での日常生活行動や管理状態 ・健康に関する学習・理解度
15 自我	・自分自身をどのように感じているか 　（プラス思考・マイナス思考の変化など） ・身体の変化をどう感じているか ・人生設計やこれからの計画はあるか ・物事を決定したりする時は容易か	・情動の変化 ・態度（受け身，積極的，マイペースか） ・心理検査
16 精神的・身体的安楽	・疼痛や不快感の部位・程度は ・精神的苦痛や心の痛みは表現できるか ・不安や心配，恐怖，悩みはないか ・入院してできないことや心配になることはないか	・抑鬱や無力 ・声の調子，話し方 ・顔の表情や感情・情緒の変化 ・体動や姿勢の変化
17 性	・月経の起始と型，生理痛の程度 ・閉経の時期 ・妊娠と出産の経験 ・性的関係の満足度（看護過程に必要時） ・避妊具の使用と問題（看護過程に必要時） ・性に関する認識 ・性病の罹患	・カウンセリングや診察所見

■ヘンダーソンの看護モデルに基づくアセスメントツール

項目	生活状態のアセスメントデータ	臨床判断
1 呼吸	・呼吸：　　　回/分 ・リズム　□整　□不整 ・呼吸苦　□無　□有 ・労作時の息切れ　□無　□有 ・肺雑音　R□無　□有　L□無　□有 ・喀痰　□無　□有 ・喫煙の習慣　□無　□有 　喫煙量：　　　本/1日 　喫煙歴：　　　年および　　　歳の時から ・喫煙習慣の認識： ・検査データ（肺機能）	
2 飲食	・身長＝　　　cm ・体重＝　　　kg ・BMI＝　　　{体重（kg）/身長（m）^{2}} | BMI | 判定 | |---|---| | 20未満 | やせ | | 20以上24未満 | 正常 | | 24以上26.5未満 | やや肥満 | | 26.5以上 | 肥満 | ・食欲　□普通　□不振　□小食　□旺盛 ・拒食・過食・異食　□無　□有 ・日常の食事摂取量： 　朝（　　）昼（　　）夜（　　） ・好きな食べ物： ・嫌いな食べ物： ・制限している飲食物　□無　□有 ・食事の自立 　□自立　□全介助 　□部分介助：□声かけのみ　□付き添うのみ ・義歯　□無　□有：□上　□下　□部分 ・口渇　□無　□有 ・問題飲水行動　□無　□有 ・皮膚粘膜の保湿・発汗　□無　□有 ・検査データ（栄養状態） ・検査データ（電解質バランス）	
3 排泄	・排泄の自立　□自立　□部分介助　□要介助 ・便通：　　　回/　　　日 ・排尿：　　　回/1日 ・排便の傾向　□普通　□便秘　□下痢	

	・排泄方法 　□おむつ　□ポータブル　□自己導尿　□人工膀胱・肛門 　□留置カテーテル ・排便障害　□無　□有 ・下剤の使用　□無　□有 ・排尿障害　□頻尿　□乏尿　□多尿　□尿閉　□排尿痛 ・弄便　□無　□有 ・検査データ（尿・便）
4 姿勢・活動	・日常生活の行動様式（入院前） 　午前 　午後 ・安静度・行動制限 　□病院内　□病棟内　□絶対安静　□保護室　□観察室 　□制限なし ・外出　□可　□不可 ・外泊　□可　□不可 ・日常生活動作　□自立　□部分介助　□全介助 ・行動障害 　行動静止　□無　□有 　行動途絶　□無　□有 　行為障害　失行　□無　□有　　失認　□無　□有
5 睡眠・休息	・睡眠　□良　□普通　□不眠 ・睡眠感 　□熟睡　□入眠困難　□中途覚醒　□早期覚醒　□断眠 　□浅眠　□昼夜逆転 ・サイクル 　日常就寝時間：　　　時 　日常起床時間：　　　時 　平均睡眠時間：　　　時間 ・睡眠薬服用　□無　□有 ・不眠時の対策　□無　□有 　第１不眠薬：　　　　第２不眠薬： ・夜間の睡眠状態と昼間の活動との関係
6 衣類	・美的表現 ・衣服の着脱　□自立　□部分介助　□全介助 ・衣服の好み　□無　□有 ・身だしなみへの関心　□無　□有
7 体温・循環	・T＝　　　℃ ・P＝　　　回/分 ・不整脈　□無　□有 ・手足の冷感　□無　□有 ・皮膚粘膜の保湿・発汗　□無　□有 ・BP（R）＝　　／　　　mmHg ・BP（L）＝　　／　　　mmHg

8 清潔	・入浴：　　　回/週 　　□自立　□部分介助　□全介助　□部分浴 ・入浴方法　□一般浴　□シャワー　□全身清拭 ・洗髪：　　　回/週 　　□自立　□部分介助　□全介助 ・更衣の自立：　　　回/週 ・洗面　□自立　□部分介助　□全介助 ・口腔ケア：　　　回/日　□自立　□部分介助　□全介助 ・整容（髭剃・整髪・化粧）　□自立　□部分介助　□全介助 ・入院後の洗濯物　□自立　□家族　□施設に依頼 ・清潔に関する事項	
9 安全	・自傷の既往　□無　□有 　既往歴：　　　歳の時　どのように ・他害の既往　□無　□有 　既往歴：　　　歳の時　どのように ・外傷　□無　□有 ・注射痕　□無　□有 ・心的外傷体験　□無　□有 ・薬物嗜癖　□無　□有 　薬物嗜癖歴：　　　年および　　　歳の時から 　薬品名： 　入院治療　□無　□有 ・薬物嗜癖に対する認識 ・感染症　□無　□有：□HB　□梅毒　□結核 ・危険・災害時の判断　□可能　□不可能	
10 コミュニケーション	・意識レベル： ・見当識障害　□無　□有：□場所　□方向　□時間 ・言語障害　□無　□有 ・コミュニケーション障害　□無　□有 　□せん妄　□妄想　□感情障害　□昏眠　□傾眠　□不穏 　□思考障害　□情動（感情）失禁　□昏もう　□意識障害 ・コミュニケーション手段 　□言語　□手話　□筆談　□ボード ・知覚障害　□無　□有 ・視覚障害　□幻覚　□幻視　□その他 ・聴覚障害　□幻聴　□その他 ・味覚障害　□無　□有 ・思考障害　□空笑　□独語 ・奇妙な言動　□無　□有 ・滅裂思考　□無　□有 ・強迫行為　□無　□有 ・対人関係過干渉　□無　□有 ・認知症　□無　□疑いあり ・検査データ（心理テストなど） ・入院による経済的問題　□無　□有 ・入院によって起こり得る家族間の問題　□無　□有 ・入院が影響する精神的問題　□無　□有 　本人： 　家族： ・家族に対する態度：	

	・入院に対する家族の希望： ・面会の制限： ・入院にかかわることおよび入院中で配慮してほしいこと： ・同室の人との人間関係　□自然　□不自然　□孤立 ・医師・看護師との人間関係　□自然　□不自然	
11 宗教	＊ここでの情報は看護過程に必要と思われる場合のみ選択して収集する。 ・輸血　□可　□不可 ・本人の宗教　□無　□有 ・家系の宗教　□無　□有 ・宗教上禁止されている事項　□無　□有 ・生きがいとしているもの　□無　□有	
12 職業	＊ここでの情報は看護過程に必要と思われる場合のみ選択して収集する。 ・職業： ・入院によって生じる問題 　□配置転換　□リストラ　□進退問題　□家計経済 　□従業員の不足 ・地域社会活動　□無　□有 ・経済観念　□無　□有 ・金銭の自己管理　□可　□不可	
13 レクリエーション	・趣味 ・入院してできる気分転換の希望 ・治療上の制限　□無　□有	
14 学習	・インフォームドコンセント 　本人への説明： 　家族への説明： ・入院に対する本人の受け入れ・認識 ・病気に対する家族の知識・認識 ・病識　□無　□有 ・帰宅強要　□無　□有 ・与薬　□自己管理　□看護管理 ・持参薬　□無　□有 ・服薬方法　□食前　□食後　□食間　□就寝前 ・拒薬　□無　□有 ・点滴・注射 　□中心静脈栄養　□点滴　□静脈注射　□筋肉注射 　□インスリン注射 ・緊急時約束処方　□無　□有 　不穏： 　不眠： 　夜間せん妄： 　頭痛： 　吐き気：	

	プラシーボ： ・リハビリテーションの内容 | 日常社会生活 | 作業療法 | レクリエーション | |---|---|---| | | | |
15 自我	・他者から見た性格： ・本人の自覚する性格： ・発達段階で気になる情報　□無　□有 　□いじめ　□家庭内暴力　□登校拒否　□虐待 ・離婚経験　□無　□有 ・投げやりな態度・行動　□無　□有 ・該当する症状をチェック 　□絶望感　□無力感　□自己コントロールの喪失感 　□価値・葛藤の自覚　□暴力の意思などの表現
16 精神的・身体的苦痛	・ボディイメージに関する認識： ・身体的苦痛　□無　□有　　疼痛　□無　□有 　部位・性質： ・精神的苦痛　□無　□有 　□孤独　□抑鬱傾向　□焦燥感　□イライラ 　□落ち着きのない態度　□不安　□恐怖 ・ストレス因子　□無　□有 　最近あったストレスの多い出来事： 　ストレスに対するコーピングの方法：
17 性	＊ここでの情報は，看護過程に必要と思われる場合のみ選択して収集する。 ・初潮：　　　　歳 ・月経　□順　□不順 ・月経周期：　　　　日型 ・月経処理　□可　□不可 ・生理痛　□無　□有 ・鎮痛剤の服用　□無　□有 　薬品名：　　　　　　回/日 ・妊娠と出産の経験　□無　□有 　妊娠　　回： 　流産　　回・早産　　回・中絶　　回・分娩　　回 ・現在妊娠中　□無　□有　妊娠　　　　カ月 ・妊娠中，出産後の協力態勢　□有　□無 ・閉経：　　　　歳 ・更年期症状　□無　□有 ・性に関する障害・問題　□無　□有 　前立腺肥大　□無　□有

◆ 著者略歴

焼山和憲（やけやまかずのり）

九州医療スポーツ専門学校　非常勤講師
福岡看護高等専修学校　非常勤講師

元・学校法人滋慶文化学園　福岡医健・スポーツ専門学校　副校長
元・福岡大学医学部看護学科精神看護学　教授
元・福岡大学大学院医学研究科看護学専攻（修士課程）地域／精神健康支援論　教授
元・西南女学院大学保健福祉学部看護学科　准教授
九州産業大学経済学部大学院博士後期課程（専攻：統計学，計量経済学）単位取得満期退学
担当科目：精神看護学
経済学修士（九州産業大学）

著書
『フォーカスチャーティング活用術』（共著）メディカ出版，2000．
『看護統計テクニック―基本からパス分析まで―』（単著）医歯薬出版，2003．
『はじめてのフォーカスチャーティング』（単著）医歯薬出版，2005．
『はじめてのヘンダーソンモデルにもとづく精神科看護過程』（単著）医歯薬出版，2007．
『事例でわかる看護理論を看護過程に生かす本』（共著）照林社，2008．
『こころの歌―短歌を媒介とした療法』（単著）梓書院，2009．
『はじめて学ぶ精神看護学』（単著）花書院，2011．
『増補版　はじめて学ぶ精神看護学』（編著）花書院，2017．

ヘンダーソンの看護観に基づく看護過程
第4版　看護計画立案モデル

1998年 5月21日 発行	第1版第1刷
1999年11月 9日 発行	第2版第1刷
2002年 9月10日 発行	第3版第1刷
2007年 9月 3日 発行	第4版第1刷
2020年 3月 2日 発行	第8刷

著者：焼山和憲（やけやま かずのり）©

企　画：日総研グループ
代　表：岸田良平
発行所：日総研出版

本部　〒451-0051 名古屋市西区則武新町3-7-15(日総研ビル)　☎(052)569-5628　FAX (052)561-1218

日総研お客様センター　電話 0120-057671　FAX 0120-052690　名古屋市中村区則武本通1-38 日総研グループ縁ビル　〒453-0017

札幌	☎(011)272-1821　FAX (011)272-1822 〒060-0001 札幌市中央区北1条西3-2(井門札幌ビル)
仙台	☎(022)261-7660　FAX (022)261-7661 〒984-0816 仙台市若林区河原町1-5-15-1502
東京	☎(03)5281-3721　FAX (03)5281-3675 〒101-0062 東京都千代田区神田駿河台2-1-47(廣瀬お茶の水ビル)
名古屋	☎(052)569-5628　FAX (052)561-1218 〒451-0051 名古屋市西区則武新町3-7-15(日総研ビル)
大阪	☎(06)6262-3215　FAX (06)6262-3218 〒541-8580 大阪市中央区安土町3-3-9(田村駒ビル)
広島	☎(082)227-5668　FAX (082)227-1691 〒730-0013 広島市中区八丁堀1-23-215
福岡	☎(092)414-9311　FAX (092)414-9313 〒812-0011 福岡市博多区博多駅前2-20-15(第7岡部ビル)
編集	☎(052)569-5665　FAX (052)569-5686 〒451-0051 名古屋市西区則武新町3-7-15(日総研ビル)
商品センター	☎(052)443-7368　FAX (052)443-7621 〒490-1112 愛知県あま市上萱津大門100

この本に関するご意見は，ホームページまたはEメールでお寄せください。E-mail cs@nissoken.com

・乱丁・落丁はお取り替えいたします。本書の無断複写複製（コピー）やデータベース化は著作権・出版権の侵害となります。
・この本に関する訂正等はホームページをご覧ください。www.nissoken.com/sgh

研修会・出版の最新情報は
www.nissoken.com

日総研　検索